청소년
정신건강
시리즈

망상과 환상 속에서 사는 아이들

[정신분열병]

Raquel E. Gur · Ann Braden Johnson 공저
신정원 · 현명호 공역

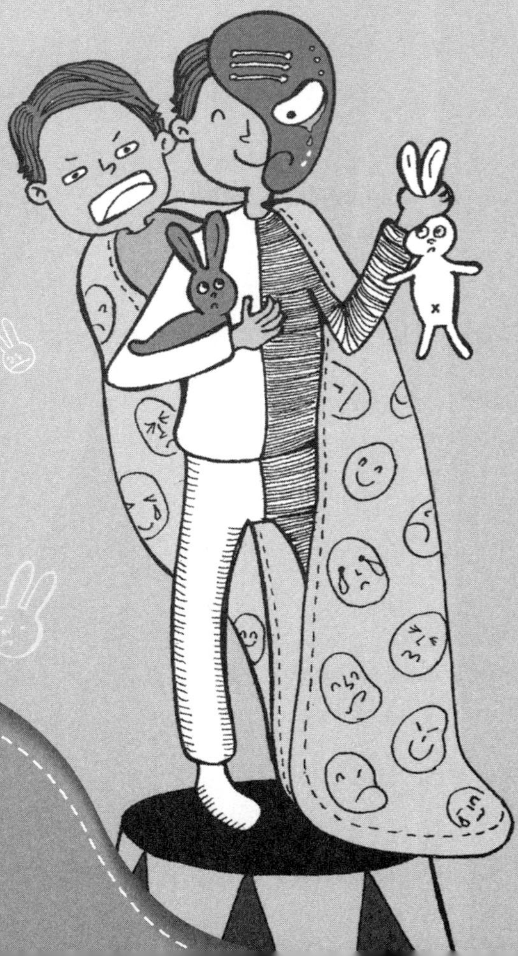

학지사

If Your Adolescent Has Schizophrenia: An Essential Resource for Parents
by Raquel E. Gur and Ann Braden Johnson

역자 서문

한 중학교 앞에서 차를 세우고 학생들을 바라보았다. 그들은 밝고 맑고 활기에 넘치고 정말이지 너무나도 예쁜 모습을 하고 교문에서 쏟아져 나오고 있었다. 쾌청한 햇살과 잘 어울리는 표정을 하고 재잘대며 친구들과 걸어가는 그 모습을 보니, 지금 이 순간이 가장 행복한 때인 것처럼 보였다. 그 아이들을 보면서 나도 모르게 입가에 미소가 지어졌고 가슴속에 행복감도 생겨났다.

분명 청소년기는 마냥 행복하기만 한 시절은 아니다. 부모의 간섭으로부터 벗어나기 위해 부모와 대립하기도 하고 또래 집단에 소속되어 친밀감을 얻기 위한 나름의 전략과 전술이 필요하기도 한 시기다. 급속하게 일어나는 신체 변화에도 적응해야 하고, 성적 충동을 바람직하게 해소해야 하며, 나 자신을 찾기 위한 정체감도 발달시켜야 한다. 무엇보다 대입이라는 커다란 관문을 앞두고 공부와 성적과의 기나긴 전쟁을 치러 내기도 해야 한다. 이러한 과정이 때로는 힘들고 큰 스트레스가 될 수도 있겠지만 이 시절을 그냥 보낼 수만 있어도, 함께 나아갈 수만 있어도 얼마나 좋을까?

몇 해 전인가 한 대학에서 강의를 하던 중 남동생이 정신분열병이라며 도움을 청하는 학생을 만났다. 정신분열병의 경우 성인과 청소년은 상당히 다른 모습이기에 거의 성인 환자만 접해 왔던 나로서는 도움이 되는 정보를 주기 힘들어 적잖이 당황했었다. 어찌나 미안한 마음이 들던지……. 아마 당시의 경험이 아동기와 청소년기의 부적응 문제에 관심을 갖게 한 계기가 되지 않았나 싶다. 이러한 관심을 좇아 몇 년간 정신과적 문제로 힘들어하는 많은 청소년을 만나 왔지만 여전히 정신분열병은 나를 곤란하게 하였다. 전문적인 치료과정이 아니라 가정과 학교와 지역사회에서 어떻게 해야 하느냐고 묻는 부모의 질문 때문이었다.

나는 이 책에서 그 답을 찾을 수 있었다. 이 책은 정말 행복해야 할 시기에 정신분열병과 싸우고 있는 아이와 그 부모가 일상에서 병과 함께 앞으로 나아가는 방법을 생생하게 전해 주고 있다. 또한 전문임상가의 시선에서는 쉽게 놓칠 수 있으나 일상 속의 부모에게는 너무도 필요한 정보를 가득 담고 있다. 내가 받은 도움만큼, 아니 그보다 더 큰 도움이 이 책을 읽는 부모와 함께하면 좋겠다.

아직 부족함이 많은 내가 지도교수와 함께 번역할 수 있는 기회를 갖게 되어 정말 기쁘다. 제자의 아둔함으로 번역 일정이 자꾸 늦춰져 많이 답답하셨을 텐데 끝까지 믿고 함께해 주시어 이렇게 마무리를 지을 수 있게 된 것 같다. 또한 언제나 나에게 가장 큰 꿈과 용기가 되는 가족에게도 고마움을 전한다. 특히 바쁜 엄마로 인해 조금은 외롭고 힘든 청소년기를 보내고 있는 이현이와 민수에게 엄마의 큰 사랑을 보내고 싶다.

2010년 8월

신정원

머리말

청소년정신건강위원회Adolescent Mental Health Initiative: AMHI는 정신건강 장애를 지닌 청소년에게 활용할 수 있는 새로운 치료와 예방법에 관한 지식과 기술을 정신건강 전문가와 부모, 그리고 청소년이 서로 공유하기 위해 서니랜드Sunnylands의 아넨버그재단Annenberg Foundation Trust에 의해 창설되었다. 이 위원회는 앰버서더스 월터Ambassadors Walter와 레오노어 아넨버그Leonore Annenberg의 호의로 만들어질 수 있었으며, 옥스퍼드 대학교 출판사와 함께 펜실베이니아 대학교의 아넨버그 공공정책센터를 통해 사업이 실시되었다.

이 위원회는 2003년 필라델피아와 뉴욕에서 150명 이상의 선도적인 정신의학자와 심리학자로 구성된 7개의 학술위원회가 회합을 가지면서 시작되었다. 에드나 포아Edna B. Foa, 드와이트 에번스Dwight L. Evans, 티모시 월시B. Timothy Walsh, 마틴 셀리그먼Martin E. P.

Seligman, 라켈 구르Raquel E. Gur, 찰스 오브라이언Charles P. O'Brien 그리고 허버트 헨딘Herbert Hendin이 의장을 맡은 각 위원회는 10세에서 22세 사이에서 주로 발병하는 보편적인 정신장애에 대한 과학적 연구를 평가하였다. 이들의 종합적인 연구 결과는 정신건강 전문가와 정책입안자를 위하여 『청소년 정신건강장애의 치료와 예방(*Treating and Preventing Adolescent Mental Health Disorders*)』(2005)이라는 제목으로 출간되었다. 위원회의 첫 번째 결과물인 이 책에서는 불안장애, 우울과 양극성 장애, 섭식장애, 약물중독, 정신분열병과 같은 정신장애의 예방과 치료에 크게 기여할 수 있는 여러 연구를 보여 주고 있다.

위원회의 세 가지 사업 중 두 번째는 이 책을 포함한 시리즈를 출간하는 것으로, 이 책들은 특정 정신건강장애를 지닌 청소년의 부모에게 초점을 맞추었다. 청소년정신건강위원회의 전문가용 서적에서 상당히 많은 과학 정보를 참고하여 만든 부모를 위한 시리즈는 위원회의 연구 결과에 쉽게 접근할 수 있는 방법을 제시하고 있기 때문에, 도움을 필요로 하는 청소년의 가족과 부모가 쉽고 편안하게 이용할 수 있을 것이라고 생각된다. 덧붙여, 이 시리즈의 후속으로 청소년이 스스로 읽을 수 있는 책도 출간될 예정이다. 이 시리즈의 특징은 자녀의 질병에 맞서고 있는 부모의 생생한 경험에서 나온 지혜와 의학 지식을 통합하였다는 점이다.

서니랜드 청소년정신건강위원회의 세 번째 사업은 웹사이트 두 곳을 운영하는 것이다. 하나는 십대를 대상으로 한 www.Cope

CareDeal.org이다. 또 하나는 www.oup.com/us/teenmentalhealth로, 청소년정신건강위원회의 전문가용 서적인 『청소년 정신건강장애의 치료와 예방』에서 다루고 있는 문제에 대한 최신정보를 의학계에 제공하고 있다.

우리는 당신이 위원회의 주요 성과 중 하나인 이 책에서 희망과 지혜를 얻을 수 있기를 바란다.

필라델피아 펜실베이니아 대학교 아넨버그 공공정책센터
청소년 위기 커뮤니케이션 연구소 출판편집자
패트릭 제이미슨 박사 Patrick Jamieson, Ph. D.

차 례
CONTENTS

역자 서문 3

머리말 7

01 부모의 악몽 13

02 정신분열병은 무엇이며 무엇을 기대해야 하는가 19

정신분열병의 정의 21

정신분열병의 징후와 증상 23

정신분열병의 진단: 진단을 통해 무엇을 알 수 있는가 35

정신분열병의 원인은 무엇인가 40

정신분열병과 관련 문제 48

아무것도 하지 않는 것의 위험성 63

미래의 전망 65

03 자녀를 위한 올바른 치료 계획하기
–약물치료, 심리치료, 기타 67

치료 제공자: 그들은 누구이며 올바른 치료는 어떻게 찾는가 70

정신약리학 혹은 약물을 이용한 치료 73

행동치료와 심리치료 79

약물치료와 심리치료의 결합 82

입 원 83

외래치료 88
부분입원 혹은 집중적인 외래치료 93
치료의 연속성 94
그 외의 치료: 정신의학적 재활 96
치료에 대한 처방과 권고 따르기: 최선의 치료를 이끌어 내기 108
치료와 연합된 문제 112
건강보험 체계의 관리 118

04 일상생활 119

자신의 감정 다루기 122
정신병에 대한 오명 다루기 126
자녀와의 관계 관리하기: 수용과 의사소통 130
일상 관리하기 134
가족과 환자 모두를 위한 지지체계 확립하기 145
폴: 회복에 관한 이야기 148

05 정신분열병의 예방 – 도전 과제 153

06 행동하기 161

핵심 서비스 얻기 164
다른 사람을 교육시키기 167

부록 1: 정신분열병의 진단기준 169
2: 자기주장공동체훈련(ACT)과 고용지원 프로그램 172
용어 정리 175
관련 도서와 전문기관 186
참고문헌 191
찾아보기 197

01
부모의 악몽

우리 아들은…… 우리가 전혀 볼 수 없는 것이 보인다고 하는데, 도대체 어떻게 해야 할지 모르겠어요.

–앤 데비슨Anne Deveson,
『내가 여기 있다고 나에게 말해 주세요: 한 가족의 정신분열병 경험담
(*Tell Me I'm Here: One Family's Experience of Schizophrenia*)』

이 책은 청소년 후기나 청년기에 특별한 경고 없이 나타나는 심각한 정신장애 중 하나인 정신분열병schizophrenia에 대한 책이다. 정신분열병은 다양한 면을 가지고 있지만, 특히 이 병을 가진 사람을 알고 있고 그들을 사랑하는 모든 사람에게 영향을 미치는 질병이다. 십대나 청소년이 정신분열병을 앓게 되면 부모는 고통스러운 영향을 직접 경험하게 된다. 부모는 사랑하는 자녀가 전혀 이해할 수 없게 변해 가는 것을 지켜봐야 한다. 그러면서도 부모는 자녀가 올바르게 성장하도록 돕는 보호자의 역할도 계속해야 한다. 탈시설화와 건강관리가 중요한 시대를 맞아 가족이야말로 개인의 성격을 변화시키고 일상생활을 위협할 수 있는 심각한 만성 정신병에 대한 첫 번째 방어선이라 할 수 있다.

정신분열병은 여러 해에 걸쳐 점진적으로 발병한다. 되돌아보

면 언제 발병하였는지 분명히 알 수 있을 것 같지만, 대부분의 부모는 정신분열병이 만발하는 첫 번째 삽화에 충격을 받는다. 정신분열병으로 진단된 조나단의 어머니 앤 데비슨은 1991년의 자서전『내가 여기 있다고 나에게 말해 주세요』에서 다음과 같이 회상했다.

> 병에 대해 현재와 같은 지식을 갖게 되면서 나는 조나단이 발병하기 몇 달, 아니 몇 년 전부터 와해되기 시작했다는 것을 알게 되었다……. 하지만 나는 나이 든 부모로서 과잉반응의 위험과 나의 잘못으로 아이의 병을 무시했다는 죄책감이 없어야 한다는 갈등과 싸워 나갔다. 남편은 조나단을 주방으로 데려와서 "애가 아픈 것 같애."라고 말했다. 그날 이후 우리의 삶은 완전히 변했다.

이 책은 정신분열병을 앓고 있는 10대 후반에서 20대 초반 젊은이의 부모와 교사, 상담 지도자 그리고 그 외 모두를 위한 책이다. 이 책은 현대 정신의학에서 가장 다루기 힘들면서 환자와 가족을 나락으로 떨어뜨리는 질환과 관련된 실제적이고 유용한 지침을 제공하고 있다.

여기에 제시되고 있는 과학적 자료는 이 책의 주 저자가 의장을 맡고 있는 서니랜드의 아넨버그재단 청소년정신건강위원회의 정신분열병 소위원회의 연구 결과를 토대로 한 것이다. 2003년 이 위원회는 미국 내 청소년의 심각한 정신병(우울증, 불안장애, 섭식장애, 기타 질병)에 대한 유병률이 증가하고 있음에 주목하였다. 이 책은 널리 알려진 자료를 인용했으며, 정신분열병을 가진 자녀를 직접 보호하고 양육한 경험을 이야기해 준 부모의 도움도 받았다. 그들은 힘든 경험을 통해 알게 된 사실을 다른 부모에게 알려 줄 기회가 생긴 것을 한결같이 기뻐했다. 사생활을 보호하기 위해 익명으로 처리하였으나 이 책에서 우리가 공유할 경험은 모두 사실이다. 우리는 그들의 실제적인 도움에 감사의 인사를 전한다.

특히 4장에서 소개할 폴에게 고마움을 전하고 싶다. 폴은 보통 남자아이와 달리 개방적이고 솔직한 청년으로, 다른 사람에게 도움이 될 수 있도록 자신의 정신병 관련 경험을 생생하게 전달해 주었다. 10년 전까지만 해도 폴은 최선의 치료방법을 찾지 못하고 정신병원의 입원과 퇴원을 반복하는 환자였다. 하지만 현재는 학교가 아닌 병원에서 청소년 후반기를 보내고 있는 젊은이를 위한 대변인으로 활동하고 있다. 그는 능력을 인정받고 있지만 여전히 일상생활에서는 고군분투하고 있다. 폴은 지금까지 자신의 병에 잘 대처해 왔으며, 이제는 심각한 정신병을 앓고 있는 사람 편에서 조리 있고 명쾌한 변호를 하고 있다.

If Your Adolescent Has Schizophrenia

02
정신분열병은 무엇이며 무엇을 기대해야 하는가

처음에 마이크는 그저 조금 들떠 보였다. 하지만 밤이 깊어지면서 그는 점점 험악하고 난폭해졌다. 부모님과 나는 어찌할 바를 몰랐다. 마이크가 우리를 공격할 것 같았다. 나는 '아들이 가족을 살해하고 자살했다'는 신문기사를 떠올렸다. 우리 가족에게 어떻게 이런 일이 생겼는지 이해할 수 없었다.

–제임스 웩슬러James Wechsler, 『어둠 속에서(*In a Darkness*)』

정신분열병의 정의

정신분열병은 사고과정, 정서 반응, 현실 접촉에서 장해가 나타나는 만성적이며 심각한 정신장애다. 정신분열병은 전형적으로 정신 기능이 분열하고 단절되기 때문에 20세기 초에는 조발성 치매라고 불렸다. 정신분열병이라는 용어는 장애의 특징인 사고, 감정, 행동 간의 분열을 나타내는 '산산조각 난 마음'을 의미한다. 이것은 '바람직한' 성격과 '바람직하지 않은' 성격을 번갈아 오가는 해리성 정체감 장애의 '분열된 성격'과는 다르다.

정신분열병 환자는 청소년기나 청년기에 첫 번째 삽화를 경험한다. 11세 이전에 경험하는 경우는 매우 드물고, 18세 이전(조발성 정신분열병)이나 50세 이후에는 자주 진단되지 않는다. 일반적으로 남성은 15~25세 사이에, 여성은 25~35세 사이에 가장 많이 발병하며 남성이 여성보다 약 3~4년 빨리 증상을 보인다. 여성 환자는 1/3 정도만 정신병원에 입원하며, 남성 환자는 반 이상이 25세 이전에 입원한다. 전체적으로 여성이 남성보다 사회적 기능이 양호하고, 음성 증상이 적으며, 질적으로 좋은 생활을 한다. 정신분열병의 발병 시기와 진행에는 성별의 차이가 있지만 발병 비율은 동일하다.

일부 연구자는 '출생 계절 효과' 이론을 제안한다. 그것은 정신분열병 환자가 겨울과 이른 봄에 태어난 경우가 많고 늦은 봄과 여름에 태어난 경우는 적다는 이론이다. 하지만 반대 결과를 제시한 연구자도 있다. 최근 6개국에서 실시한 연구에서는 심각한 질병이 있는 젊은이 중 상당수가 6, 7월의 여름에 태어났다는 사실이 발견되었다. 정신분열병의 발병 분포는 전 세계적으로 균일하지 않고 일부 지역이 다른 지역보다 정신분열병의 발병 사례가 더 많다. 이를 통해 어떤 연구자는 바이러스가 질병의 원인일지도 모른다는 가설을 세우고 있다. 그러나 한편에서는 다른 어느 곳보다 대도시의 발병률이 높다는 사실을 근거로 사회적 스트레스가 정신분열병을 촉진하는 것이라고 추측하고 있다.

정신분열병의 징후와 증상

정신분열병은 지각의 장애다. 정신분열병을 앓는 사람에게는 다른 사람에게 '현실'인 것이 종종 '현실'이 아니다. 예를 들어, TV에서 앵커가 조세 개정이나 야구경기에 대해 말하는 뉴스를 보는 동안, 정신분열병 환자는 똑같은 뉴스를 보면서도 앵커가 자신에 대해 말한다거나 자신의 행동 또는 외모에 대해 논평한다고 들을 수 있다. 정신분열병 환자는 사실과는 달리 자신에 대해 말하고 있다고 생각하고, 자신이 들은 내용을 잘못 지각하거나 해석한다.

지각의 왜곡을 상상해 보는 한 가지 방법은 세상에 존재하지 않는 무엇인가를 '보았던' 경우를 생각해 보는 것이다. 당신은 깜깜하거나 어둑어둑했을 때 밖을 내다보다가 마당에 어떤 사람이 서 있는 것을 보았지만 곧 그것이 버려진 캔이라는 것을 알아차렸을 수 있다. 어슴푸레한 저녁이나 완전히 깜깜한 밤에 당신은 착각을 하여 버려진 캔을 잘못 지각한 것이다. 당신은 그것이 사람이라고 생각했지만 자세히 살펴보고는 틀렸다는 것을 깨달았다. 어떤 점에서 이러한 경험은 정신분열병을 가진 사람에게 일어나고 있는 것과 비슷하다고 할 수 있다. 하지만 그들은 더 자세히 살펴보고도 잘못되었다는 것을 알아차리지 못한다. 그들은 캔을 사람이라고 '보고' 이에 반응한다.

바바라의 아들은 정신분열병 환자이지만 지금은 잘 지내고 있다. 그녀는 아들이 이 병의 좋은 점에 대해 설명하였던 것을 기억하고 있다. "정신이상은 깨어 있을 때에도 마치 꿈을 꾸고 있는 것과 같다고 하더군요. 중요한 점은 꿈이 현실이 아니라는 것을 깨닫지 못한다는 것이지요. 스스로 그 꿈에 대해 이야기하며 거짓이라고 생각하지 않아요. 이런 점이 이상한 것입니다." 수학자 존 내시 John Nash의 투병을 다룬 영화 〈뷰티플 마인드(A Beautiful Mind)〉에서는 배우가 주인공의 사고를 매우 극적으로 연기하여 마치 '실제로' 일어나고 있는 것처럼 영화 장면을 제시함으로써 우리가 망상적 사고를 잘 경험해 볼 수 있도록 하였다. 사실 내시가 지각한 사건은 현실에서 일어나지 않은 것이다. 영화는 내시의 주변 사건을 그의 관점을 통해 보여 주면서 관객이 자신이 보고 있는 대부분이 실제 망상이라는 것을 알아차리지 못한 채 주인공과 똑같이 사물을 보도록 하였다.

양성 증상

정신분열병은 정신병적 분열로 불리는 정신이상 혹은 현실 단절의 첫 번째 삽화로 시작되곤 한다. 흔히 최초로 주목받는 이 삽화에서 개인은 정신분열병의 양성 증상, 즉 장애에 의해 나타나는 증상을 보이게 된다. 정신분열병 양성 증상의 전형적인 예는 망상과 환각이다. 이 두 유형의 증상은 환자가 주관적으로 경험할 수 있을 뿐, 타인이 관찰하거나 공유할 수 없다. 이러한 이유로 우리는 자신의 방식으로 경험을 설명하는 환자의 보고에 의존할 수밖에 없다.

망상 망상은 자신이 전지전능하다거나 피해를 당하고 있다거나 타인의 통제를 받고 있다는 등의 비합리적인 신념으로서 분명한 반대 증거가 있어도 사라지지 않는다. 망상의 내용은 다른 사람에게는 부자연스러운 것이지만, 망상을 가진 사람에게는 진실이다. 다음에 나오는 망상의 예는 1998년 실비아 네이사Sylvia Nasar가 쓴 존 내시의 전기에서 인용한 것으로, 영화 〈뷰티플 마인드〉에도 나온 것이다.

> [1959년 내시는] MIT 캠퍼스 주변에서 빨간 넥타이를 맨 남자를 주목하기 시작했다. 그는 내시에게 신호를 보내는 것 같았다. "나는 MIT에 있는 사람이 빨간 넥타이를 매고 있다는 것에 인상을 받았습니다. 그래서 그를 주목하기 시작했지요……." 곧 내시는 빨간 넥타이를 매고 있는 남자가 공산당 비밀 당원이라는 결론을 내렸다.

빨간 넥타이의 남자가 자신에게 신호를 보낸다는 내시의 믿음은 그의 첫 번째 정신증적 삽화로서 발병 초기에 나타난 것이다. 빨간 넥타이 망상은 정신분열병의 초기에 나타났기 때문에 짜임새가 있거나 잘 구성된 신념은 아니었으며 겉으로 드러나지도 않았다. 빨간 넥타이의 남자가 자신에게 신호를 보낸다고 결론을 내린 후, 내시는 곧 친구에게 매우 이상한 이야기를 하기 시작했다. 그의 전기에 있는 극적인 예를 하나 살펴보자. 내시는 강의시간에 동료에게 매우 큰 소리로 다음과 같이 말하기 시작했다.

"내가 『라이프(*Life*)』 지 표지에 실린 것을 알아?" 내시는 [동료에게] 자신이 교황 요한 23세처럼 보이도록 사진을 조작한 것이라고 말했다. [동료 역시] 같은 『라이프』 지를 가지고 있었는데, 그것 역시 자신이 모습을 바꾼 것이라고 했다. 그 사진이 분명 교황의 사진이라는 것을 알면서도 어떻게 자신의 사진이라고 하는 것일까? 내시는 두 가지의 방법으로 설명했다. 첫째는 요한이 교황의 세례명이 아닌 자신의 이름이라는 것이고, 둘째는 23이 내시가 '가장 좋아하는 숫자'라는 것이다.

이것은 완전히 진행된 망상으로서 자신의 믿음을 설명하기 위해 유명인과 대중 잡지 그리고 복잡한 추론을 사용하고 있다. 내시는 두 달 후에 입원해서 편집형 정신분열병으로 진단되었다.

생명을 위협할 수 있는 또 다른 망상의 예를 들어 보자. 18세 소년은 아버지 프랭크에게 '신의 의지가 분명히 나타날 때까지 단식하고 40일간 하루 종일 사막에서 걸으라.'는 지시를 받았다고 했다. 소년은 아버지에게 이 사실을 말한 후 행동으로 옮기기로 결심하고, 혼자 계획을 세우고 병원에서 퇴원할 때까지 약을 먹는 척만 했다. 물론 아버지는 아들을 입원시켜 사막으로 가려는 시도를 여러 차례 막을 수 있었다. 이 독특한 망상은 잘 체계화되어 있었다. 그 후 약물치료 중에도 사막에서 행할 40일간의 단식에 대한 생각이 다시 나타나곤 했는데, 이때는 주로 중요한 개인적 스트레스가 지속되는 시기였다.

환각 정신분열병의 또 다른 전형적인 양성 증상은 시각, 청각, 미각, 촉각, 후각에서 잘못된 지각을 경험하는 환각이다. 환각이 나타나면 개인은 사실이 아니라고 생각하면서도 감각 현상을 사실처럼 경험하게 된다. 보통 환청 시에는 자신의 행동을 논평하는 하나 혹은 그 이상의 목소리, 다투는 두 가지의 목소리, 자신의 생각을 큰 소리로 말하는 목소리 등을 듣게 된다. 앞의 예에서 소년은 사막을 걸으라고 자신에게 말하는 신의 목소리를 듣고 그렇게 행동하기로 결정했다. 마크 보네거트Mark Vonnegut는 1976년 정신분열병에서 회복한 후 『낙원으로 가는 급행열차(*The Eden Express*)』를 출판했는데, 이 책에서 투병과정 중에 경험한 환각에 대해 설명하였다. 다음은 보네거트가 정신병원에 입원할 당시에 보였던 과대망상적 사고로, '불가사의한 힘'인 환청에 대해 기술한 것이다.

강력하고 불가사의한 힘을 가지고 나의 삶을 송두리째 괴롭히고 있는 그는 누구인가? 누군가 내 머리에 새로운 사실을 잔뜩 집어넣고, 다음에는 몰래 들어와 오래된 많은 기억과 함께 새로운 내용을 완전히 지워 버렸다. 나는 하루에도 몇 번이나 괴롭힘을 당하다 풀려나기를 반복했다……. 목소리 같은 이것은 무슨 일이 일어나고 있는지 도움이나 단서를 주려는 것 같았다. 하지만 여느 때처럼 그것은 그리 큰 도움이 되지 않았다.

1890년 여권주의자인 샬럿 퍼킨스 길먼Charlotte Perkins Gilman이 자신의 경험을 바탕으로 쓴 「노란 벽지(The Yellow Wallpaper)」라는 짧은 이야기에서 또 다른 형태의 환각을 만나 볼 수 있다. 이 이야기에서 한 여성은 시골의 임대주택 침실에 있는 벽지에 대해 기묘한 강박관념을 보이며 점차 정신적으로 와해되어 간다. 시간이 지나면서 그녀는 벽지에 대한 환각을 가지게 된다.

> 낮에는 정말 성가시고 신경 쓰이게 한다……. 하지만 벽지에는 뭔가 다른 것이 있다. 냄새가 난다! 방으로 들어오는 순간 그것을 알 수 있다……. 창문이 열려 있든 닫혀 있든 항상 냄새가 난다. 냄새가 집 전체로 퍼져 나갔다. 그것은 식당에 머물러 있고, 응접실에도 스며들어 있으며, 현관에 숨어 있고, 계단에서 나를 기다리며 드러누워 있다……. 벽지의 정면 무늬가 움직이지만 조금도 이상하지 않다! 여자가 뒤에서 벽지를 흔들고 있다! 벽지 뒤에 많은 여자가 있을 때도 있고 한 명만 있을 때도 있다. 그 여자는 구물구물 빠르게 움직이며 벽지 전체를 진동시킨다……. 언제나 기어 다닌다……. 여자는 낮에만 나타나는 것 같다. 내가 그녀를 볼 수 있는 이유는 내가 창문을 통해 볼 수 있기 때문이다!

길먼이 묘사하고 있는 것은 환후—냄새에 대한 환각—와 환시다. 1887년 길먼은 요양소에 잠시 머물면서 정신병적 와해에 대한 예술치료와 '안정요법'을 동시에 받았다. 그곳에 있을 때 그녀는 제정신이 아니었으며, 가끔 "심연의 고통에 대한 압박감으로부터 숨기 위해 옷장 근처와 침대 밑으로 기어 들어갔다."라고 후에 기록했다.

음성 증상

정신분열병의 증상에는 음성 증상도 있는데, 병으로 인해 성격 특질 혹은 특질적 행동이 점점 사라지기 때문에 그렇게 불린다. 음성 증상의 특징은 가족과 자기 자신을 포함한 세상으로부터 점차 철수하는 것이다. 그 외 일반적인 음성 증상에는 사물에 대한 흥미 상실, 초라한 차림새, 그리고 언어와 정동 및 동기의 현저한 감소가 있다. 언어의 감소에는 두 종류가 있다. 언어 빈곤은 거의 혹은 전혀 말을 하지 않는 것이다. 그리고 언어 내용의 빈곤은 말은 하지만 전달하고자 하는 내용이 거의 담겨 있지 않은 것이다. 정동 감소는 언어 또는 신체로 정서를 표현하는 능력이 사라지거나 둔화되는 특징을 갖는다. 그리고 동기 상실—혹은 의지 결여—은 개인의 위생 관리와 같은 행동에 대한 의지 부족으로 나타난다.

음성 증상은 먼저 나타나더라도 양성 증상만큼 극적이거나 눈에 띄지는 않는다. 음성 증상을 가진 사람의 경험담은 매우 드물다. 다음은 약 1년간 정신분열병을 앓았던 18세 영국 소년이 묘사한 글이다.

나는 주변 환경과의 접촉을 점점 더 상실해 갔다. 병이 어떻게 진행되는지 관심을 갖고 무슨 일이 일어나는지 염려하는 대신, 하루 종일 나 자신을 포함한 모든 것과 정서적 접촉을 상실한 채로 있었다. 남아 있는 것은 내 주변과 내면에서 일어나고 있는 추상적인 인식뿐이었다……. 이 병이 내 삶 전체의 중앙을 꿰뚫을 때조차도 나는 객관적인 태도를 유지할 뿐이었다. 하지만 가끔은 살며시 다가와 나를 사로잡아 버린 무시무시한 질병으로 인해 소름 끼치도록 파괴된 현실을 깨닫고 압도당하기도 했다. 때때로 절망이 나를 덮쳤다. 하지만 그와 같은 감정 폭발이 있은 후에 나는 더 냉담해졌고 나 자신을 더 많이 상실하게 되었다. 나는 점차 존재를 잃어 갔다. 돌이켜 보면 그때 내 인생은 분명 가장 끔찍했다. 타고난 재능을 가지고 잘 성장한 사람이 점점 파괴되어 가는 자신을 완전히 깨닫게 되는 것보다 더 무서운 것을 상상할 수 있겠는가? 바로 그런 일이 나에게 일어나고 있었다.

어떻게 보면 정신분열병의 음성 증상은 함께 생활하고 있는 가족을 곤경에 빠뜨리고 그들의 일상을 크게 망가뜨린다. 이 소년의 설명에 의하면, 이 증상의 특징은 자신의 주변에서 일어나고 있는 일을 잘 잊어버리고 절망에 빠지며 무관심해지는 것이다. 자신의 위생과 물건 정리에 대한 흥미를 잃다가 나중에는 가까운 사람에게도 그렇게 된다. 그레그 바텀스Greg Bottoms는 그의 자서전 『천사의 우두머리(*Angelhead*)』(2000)에서 발병 초기 형의 모습을 다음과 같이 회상하고 있다.

마이클이 정신적으로나 신체적으로 쇠약해지는 속도는 놀랄 만큼 빨랐다……. 그의 신체는 극적으로 나약해졌으며 위생 상태는 놀림거리가 되기에 충분했다. 지나치게 단정했던 그는 이제 코 전체가 여드름으로 지저분해졌고 이중턱에 기름기가 자르르 흐르는 머리카락을 가진 사람으로 변했다. 그 상태는 2년에서 3년, 아니 5년 이상 걸려 악화된 것처럼 보였다. 하지만 그렇지 않았다. 모든 일이 단지 몇 달 만에 일어났다……. 우리는 그의 곁에 있었지만 그와 함께하지는 못했다. 그는 우리 중 어느 누구와도 대화를 하지 않고 지냈다.

증상 인정하기 및 증상과 관련해 해야 할 일

정신분열병의 난제 중 하나는 첫 번째 정신증적 와해가 있기 전에 나타나는 초기 증상을 포착하기 어렵다는 것이다. 정신분열병은 첫 정신증적 삽화가 있기 2~6년 전에 다음과 같은 전구 혹은 예비 증상이 나타난다.

- 집중력과 주의력 감소
- 동기와 에너지 감소
- 우울, 불안과 같은 기분 변화
- 수면 장해
- 사회적 철수
- 의심
- 과민성

- 신체적 외모에 대한 무관심
- 학업 성취의 저하와 과거에 흥미 있어 했던 것에 대한 무관심

이러한 증상이 가지는 문제는 애매함에 있다. 예를 들어, 이러한 증상은 '정상적인' 청소년의 특징 혹은 약물 사용의 영향과 쉽게 혼동될 수 있다. 더욱이 정신분열병을 가진 사람에게 이러한 증상이 모두 나타나는 것도 아니고 그 징후를 부분적으로나 전체적으로 보이는 십대가 모두 이 병을 앓고 있는 것도 아니다.

따라서 많은 부모가 자녀가 아프다는 사실을 처음 알게 되는 것은 다음과 같은 질병의 징후가 뚜렷하게 나타나는 때다.

- 다른 사람이 보지 못하는 사물을 보거나 듣지 못하는 소리를 듣는다.
- 이상하고 기이한 행동이나 말을 한다.
- 일상적이지 않거나 기괴한 생각을 가지고 있다.
- TV나 꿈을 현실로 혼동한다.
- 받아들이기 어려운 혼란스러운 사고를 가지고 의사소통한다.
- 매우 어린 아이처럼 행동한다.
- 심각한 불안과 공포를 보인다.

명백하게 나타나는 증상 중 일부는 꽤 충격적이고 당혹스럽다. 17세에 하버드 대학에 입학한 총명한 오빠를 둔 클레아 사이먼Clea

Simon은 저서 『광기의 집(*Mad House*)』(1997)에서 오빠 다니엘이 적절한 행동 감각을 완전히 상실해 가는 상황을 생생하게 기록하였다. 그는 밤늦게 일어나 나체로 엄마와 두 여동생에게 당당하게 나타나서 그들이 비명을 지르며 방으로 돌아가라고 소리치는데도 방글거리며 행복해했다. 다니엘이 엄마와 여동생 앞에서 한 행동이 부적절하긴 했지만 해를 끼치지 않고 단지 충격만 주었기 때문에, 가족은 그의 이 기괴한 행동이 정신병과 관련 있을 것이라고 생각하지 못했다. 회상해 보면 어떤 증상은 매우 분명했다. 클레아는 다음과 같이 적고 있다.

> 심각한 정신병의 특징은 우리에게 이차적인 추측을 하게 한다. 나는 그랬다. 심리장애가 있는 사람의 가족은 대부분 그렇게 했을 것이라고 생각한다. 우리는 치료에 속수무책이기 때문에 대신 우리가 심각하게 받아들여야 할 어떤 촉발 사건이 있는가를 찾는다. 우리는 거의 항상 단서가 될 만하다고 생각되는 것을 찾으려 한다.

부모가 할 수 있는 일은 십대 자녀가 가지고 있는 것으로 의심되는 정신장애를 전문가에게 평가받도록 하는 것이다. 특히 자녀가 이상한 행동을 하면 그것을 무시하지 말라. 자녀에 대해 잘 알고 있는 자신의 직감을 신뢰하라. 자녀의 징후에 반응하는 방법은 부모마다 다를 것이다. 예를 들어, 『정신분열병 극복하기(*Conquering Schizophrenia*)』(1998)의 저자인 피터 와이든Peter Wyden은 아들 제프가 정상적으로 성장하지 않는다는 점이 걱정되어 도움을 요청했다. 제프는 지나치게 수줍어했고, 사회적으로 철수되어 있었으며, 주변 세상에 무관심했다. 부모가 자녀의 질병에 대한 징후를 분명히 알 수 있는 경우도 있다. 앤 데비슨은 쥐가 자신의 뇌를 파 먹는다고 생각하는 아들이 자신을 공격했을 때 도움을 청했다. 어떤 경우에는 우리가 잘 알고 있는 명확한 징후가 나타날 수도 있다. 프랭크는 정신분열병을 앓고 있는 형제가 있었기 때문에 아들이 사막을 걷고 싶어 하는 망상을 보였을 때 그것이 질병의 증상이라는 사실을 재빠르게 알아차렸다. 그렇지만 어떤 사람은 이러한 '명확한' 징후를 주관적으로 해석하기도 한다. 바바라는 라디오에서 자신에게 말하는 목소리가 들린다는 아들의 환청이 처음에는 LSD를 사용했기 때문이라고 생각했다. 당신은 비슷한 정신증적 증상을 가진 당신의 청소년 자녀가 괜찮아지는 것처럼 보여도 모든 것이 정상으로 돌아갈 것이라고 안심해서는 안 된다. 정신증적 삽화를 가지고 있는 것은 결코 정상이라고 볼 수 없다. 따라서 그 원인이 무엇이든 언제나 전문적인 평가가 이루어져야 한다. 전문적인 평가를 실시해서 나빠질 것은 아무것도 없다. 결과가 나쁘다고 해도 일단 진단을 받고 나면 안심이 될 수 있다. 정신분열병 아들을 둔 케이트 역시 이러한 방법을 택했다. "당신은 적을 알게 되었고 그것에 이름을 붙였습니다."

자녀가 정신분열병이라고 생각하는 부모에게 부모가 주는 조언

무시하지 말라

- 목소리가 들린다는 십대 자녀의 암시나 보고
- 자녀가 당신에게 말하는 망상적인 내용의 이야기나 일화
- 기괴해 보이는 행동이나 대화

수용하지 말라

- 교사나 의사는 당신에게 이러한 징후가 '십대의 통상적인 행동'이라고 말한다. 하지만 당신이 무엇인가 잘못되었다고 생각한다면 제대로 파악한 것이다.

조심하라

- 병원을 방문하고자 한다면 자녀가 말하는 망상이나 혼동된 상태를 일단 수용하라. 자녀에게는 그것이 진실이다. 무엇이 현실이고 무엇이 현실이 아닌지를 놓고 싸우는 것은 도움이 되지 않는다.

정신분열병의 진단: 진단을 통해 무엇을 알 수 있는가

정신분열병은 상세한 과거력을 포함한 주의 깊은 진단면접을 기초로 하여 정신과 의사나 정신건강 전문가가 진단해야 한다. 청소년기는 매우 잘 적응하고 있더라도 성격적으로 불안정하고 불확실성이 나타날 수 있는 시기다. 그러므로 특히 십대에게 확진을 내리는 것은 어려울 수 있다. 십대를 진단할 때 물질남용, 품행장애, 주의력결핍 과잉행동장애ADHD 등이 정신분열병 진단 규준에도 일치될 수 있다는 사실은 꽤 당혹스럽다.

정신의학적 진단

정신의학적 진단은 정신병 환자를 다루는 의사 및 여러 사람이 많은 시간에 걸쳐 실시한 조사와 관찰 결과에 기초한다. 체계화된 최종적이고 권위적인 정의에 따른 관점을 취할 필요는 없다. 하지만 규칙에 따라 정확하게 이해하면 임상가가 환자를 유용한 방식으로 분류하고 이해하는 데 도움이 된다. 전 세계의 정신건강 전문가가 이용하고 있는 미국정신의학회의 『정신장애의 진단 및 통계편람 제4판(DSM-IV)』(1994)의 '주의의 말'은 다음과 같이 지적하고 있다. "각 정신장애에 대한 구체적인 진단기준은 진단을 내리기 위한 지침을 제공한다." 정신의학적 진단은 불변하는 것이 아니라 언제든지 변화할 수 있다.

이러한 논란을 인정하여 많은 정신과 의사는 부모 중 한 명이나 두 명이 제공하는 정보와 가능하다면 환자의 친구가 제공하는 정보에 기초하여 정신분열병을 진단하고 있다. 청소년은 변덕스러운 특성을 가지고 있으며 두 가지 이상의 장애가 동시에 나타나는 공존 질환의 출현 가능성도 있다. 어떤 환자는 자신의 경험을 잘 설명하는 반면, 어떤 환자는 증상과 행동을 정확하게 보고하는 데 어려움이 있을 수 있다. 따라서 사태를 정확히 파악하기 위해 부모와 친구의 시각에서 정보를 얻는 것이 큰 도움이 된다. 특히 친구가 큰 도움이 될 수 있는데, 정신병의 진단을 어렵게 할 수 있는 약물 사용과 같은 특정 행동에 관한 정보는 부모보다 정확하게 제공할 수 있다.

다양한 면을 가진 질병

정의에 의하면 정신분열병은 다음 증상 가운데 2개 또는 그 이상이 최소 1개월간 혼재되어 나타나야 하며 최소 6개월간 지속되어야 한다.

- 망상
- 환각
- 와해된 언어
- 심하게 와해된 행동이나 긴장증적 행동
- 음성 증상

정신분열병에 대한 DSM-IV의 전체적인 진단기준은 축 1을 보면 된다.

또한 정신분열병의 진단은 임상가가 주목하고 있는 증상을 기초로 세분화된 아형을 포함하고 있다. 세 가지 주요 아형과 정신분열병과 밀접하게 관련되어 있는 장애를 간략하게 요약하면 다음과 같다.

- **망상형 정신분열병**: 이 장애를 가진 환자는 다른 사람으로부터 피해를 당하고 있다는 망상 및 환각에 특징적으로 몰두해 있다. 그들은 다른 아형에 비해 비교적 생의 후반기에 발병하는 경향이 있으며 일상적인 기능을 잘하는 편이다. 국제적인 관심을 받은 노벨상 수상자 존 내시는 교황으로 모습이 바뀐 자신의 사진이 『타임』지 표지에 실렸다는 과대망상을 가지고

있었다. 또 다른 예로, 시간제 근무를 하는 대학생 제인은 함께 일하는 동료가 자신을 주목하고 있다고 의심했다. 그녀는 자신이 사무실에 들어올 때 동료들이 자신을 힐끗힐끗 보거나 점심시간에 자신에 대해 얘기한다고 생각했다. 이러한 생각을 동료들에게 말했을 때 그들이 부인하자, 그녀의 의심은 더욱 커졌고 고립되기 시작했다. '직장에서의 단서'에 더욱 몰두하게 되면서 제인은 더 이상 자신의 직무를 수행할 수 없었다. 그녀는 자신의 전화가 도청되고 있으며 자신이 안전하지 못하다고 믿었다. 그녀는 전문적인 도움을 청할 때 공중전화를 이용했고 '미행하는' 누군가가 자신의 소리를 듣지 못하도록 속삭이며 말했다. 그녀는 자주 전화를 끊었고 몇 차례의 통화 끝에 의사를 만나 보는 것이 안전하겠다는 것을 납득하였다.

- **해체형 정신분열병**: 이 아형의 정신분열병(파과형 정신분열병이라고도 불림)을 가진 사람은 기괴하고 부적절한 행동을 하는 경향이 있다. 그들은 괴상한 옷을 입고, 부적절하게 웃고, 분명한 이유 없이 이상하게 얼굴을 찡그리거나 의미 없는 생각을 표현하기도 한다. 부모와 함께 살고 있는 20대 후반의 남성인 조시는 10년간 이 병을 앓았는데, 직업을 가진 적이 없고 친구도 없다. 의사를 방문하면 대기실에서 어머니 옆에 앉아 얼떨떨한 표정으로 실내를 훑어보았고, 가끔은 얼굴을 찡그리거나 폭소를 터뜨렸다. 그의 옷차림은 단정치 못했고, 구두끈을 매

지 않은 상태였으며, 항상 가방 가득 종이를 가지고 다녔다. 조시는 세상에 관심이 없고 내적 세계에 몰두하고 있는 것처럼 보였고 의사가 질문을 해도 간헐적으로 대답하였다. 그의 사고는 와해되었고 이해하기 어려웠다. 의사에게 보여 주겠다고 가방에 종이를 잔뜩 넣어 가지고 오지만 그가 말하는 것과 아무 관계가 없는 것뿐이었다. 매번 진료가 끝날 때에는 가져온 종이를 정리하기 위해 고생했으며 항상 누군가가 가방 속에 종이를 다시 넣는 것을 도와주어야 했다.

- 긴장형 정신분열병: 매우 드문 아형으로 운동 기능의 혼란이 나타난다. 환자는 혼미한 상태에서 말을 거의 하지 않고 종종 기괴한 자세를 취하기도 한다. 때로는 혼미와 심한 초조감을 번갈아 보이기도 한다. 10대 후반의 제프는 눈을 뜨고 천장을 응시하며 침대에 꼼짝하지 않고 누워 있는 '그의 멈춰진 기능' 때문에 부모가 도움을 청했다. 그는 처음에 진찰을 받는 동안 말을 하지 않았고 의사의 질문에도 대답하지 않았다. 하지만 인터뷰 마지막에는 검사자의 질문 중 마지막 단어를 몇 번이고 반복하였다(반향언어). 검사자가 제프의 팔을 움직였을 때에도 그는 팔을 되돌려 놓을 때까지 같은 자세를 취하고 있었다. 제프는 먹거나 마시지 않았기 때문에 집중적인 보호를 위해 입원되었다.

- 분열정동장애: 이 장애는 정신분열병의 아형은 아니지만 관련

장애로 정신분열병의 사고와 지각의 분열이 기분의 심각한 이상과 결합되어 나타난다. 이 장애를 가진 사람은 조증이나 우울증 혹은 두 가지를 모두 포함하는 기분의 변화뿐만 아니라 망상이나 환각을 보이기도 한다. 4장에서 만나게 될 폴은 분열정동장애로 진단받은 사례다.

정신분열병의 원인은 무엇인가

한 세기 이상에 걸친 연구에도 불구하고, 정신분열병의 원인에 대해 과학자들이 알아낸 것은 거의 없다. 여러 원인이 탐색되고 있는데, 특히 세 가지 영역이 현재 주요 연구 목표로서 주목받고 있다. 바로 뇌의 비정상성, 유전 그리고 환경적 요인이다.

뇌의 비정상성

정상적인 사람의 뇌와 비교하여 정신분열병을 가진 사람의 뇌에서만 발견되는 특정한 이상 때문에 오늘날 가장 많이 수용되고 있는 가설은 정신분열병이 뇌 질환이라는 것이다. 예를 들어, 양전자방사단층촬영PET과 같은 뇌영상 기법은 정신분열병으로 진단된 사람의 전두엽에서 신진대사가 감소되어 있음을 보여 준다. 이러한 결과는 환자가 정신적 과제를 수행할 때 가장 두드러지는데, 촬영 결과는 환자의 뇌가 정상 뇌만큼 외부 상황에 효율적으로 반응하지 못한다는 것을 알려 준다. 덧붙여 신경심리학 연구는 정신분열병 환자가 전두엽의 활동 감소로 인해 고차적 사고과정인 추상능력과 개념 형성에서 수행이 저조하다고 제안하고 있다.

전두엽 활동의 감소를 초래하는 정신분열병의 원인이 무엇인지는 아직 분명하게 밝히지 못하고 있다. 대뇌 기능 이상과 관련하여 정신분열병의 원인을 연구하는 것은 진전이 매우 느린데, 그 이유는 정신분열병이 매우 복잡하기 때문일 수 있다. 또 다른 많은 이론은 뇌의 신경전달물질 체계에 대한 설명도 제공하고 있다.

신경전달물질의 작용방식 중추신경계는 뉴런이라는 매우 많은 세포로 구성되어 있다. 뉴런은 미각, 촉각, 시각, 후각, 청각을 통해 들어온 정보를 수집하고, 처리를 위해 다른 뉴런으로 정보를 보낸다. 뉴런 시스템은 메시지 교신을 위해 신경전달물질을 사용하는데, 이 물질이 시냅스를 가로질러 다음 뉴런으로 정보를 전달한다. 여기서 시냅스는 뉴런과 뉴런 사이의 미세한 틈을 말한다. 신경 충동이 시냅스에 도달하면 곧 화학적 신경전달물질이 방출되어 시냅스 틈을 가로질러 확산되고, 다음 뉴런에 전기 충동을 일으킨다. 이러한 과정은 신경전달물질이 목표 뉴런의 수용기에 도달하면서 이루어지는데, 그 수용기는 정보를 받을 뉴런과 결합될 수 있도록 구성되어 있다. 충분한 수의 수용기가 활성화되면 매우 작은 전하인 전기 충동이 생성되어 정보를 받을 뉴런으로 전달된다. 이것이 뇌에서 뉴런이 작동하는 방법이고 신경계가 서로 소통하는 방법이다. 이를 통해 마음과 신체의 모든 기능이 조절된다.

질병과 손상은 뉴런이 서로 메시지를 전달하는 과정을 다양한 방식으로 방해할 수 있다. 최초의 메시지를 가진 뉴런은 신경전달물질을 너무 많이 생산하거나 충분히 생산하지 못하거나 혹은 엉뚱한 신경전달물질을 생산할 수 있다. 정보를 받을 뉴런이 충분한 수용기를 가지고 있지 않거나 혹은 너무 많이 가지고 있을 수도 있다. 또한 수용기 형태 자체가 잘못되었거나 신경전달물질이 연결되는 것을 방해할 수도 있다. 많은 정신장애가 신경전달물질의 양이 적절하지 않은 것과 관련된 것으로 알려져 있다. 예를 들어, 우울증은 뇌의 세로토닌 양을 증가시켜 증상을 호전시킬 수 있다. 이와 같은 방식으로 현재 많은 연구자가 정신분열병과 신경전달물질 간의 연결고리를 발견하기 위해 노력하고 있다.

도파민 가설 정신분열병에서 신경전달물질인 도파민의 역할은 장기간에 걸쳐 연구되어 왔다. 클로르프로마진(토라진)과 같은 항정신병 약물은 도파민 수용기를 차단하는 작용을 하는 것으로 알려져 있다. 따라서 도파민이 관련 뉴런에 메시지를 보내는 것을 방해하게 된다. 어떤 도파민 가설은 뇌에 있는 도파민 신경회로가 과부하되었다고 가정하고, 이 때문에 존재하지 않는 목소리를 듣는 환각이나 거짓된 신념에 따라 행동하는 망상이 나타난다고 제안한다. 또 다른 도파민 가설은 과도한 도파민 활동이 정신분열병 양성 증상의 원인이며, 음성 증상은 다른 화학작용으로 인한 도파민의 와해 때문이라고 제안하고 있다. 그러나 한 연구에 의하면 정신분열병 환자의 약 2/3 정도만 도파민 수용기의 수가 많은 것으로 밝혀졌다. 도파민 과부하 역시 이 질병의 유일한 원인은 아닌 것이다.

도파민 가설이 정신분열병을 단정적으로 설명하는 데 실패하자, 연구의 관심은 다른 신경전달물질로 이동하고 있다. 비록 현재까지 결정적인 설명은 없지만 정신분열병을 가진 사람의 뇌에서 신경전달물질과 관련된 상당수의 예외가 발견되고 있다.

- 도파민과 화학적으로 관계가 있는 티로신 수산화효소는 정신분열병을 가진 사람의 뇌에서 많은 양이 발견되고 있다. 따라서 티로신의 과다가 도파민의 과다를 이끈다고 추측되고 있다.
- 비정상적인 수준의 노르에피네프린이 정신분열병 환자의 뇌에서 발견되고 있다.
- 정신분열병 치료에 이용되고 있는 항정신병 약물인 클로자핀(클로자릴)은 도파민과 세로토닌의 활동을 조절한다. 따라서 어떤 연구자는 세로토닌의 양이 부적절한 우울증 환자와 달리 정신분열병 환자의 뇌에서는 세로토닌의 과다가 발견될 것이라고 생각하고 있다.

유전학

유전 연구는 '정신분열병이 가계를 통해 전달되는가?'라는 질문에서 출발한다. 이 질문에 대한 답은 정신분열병 환자의 직계가족과 전집에서 무선적으로 선정된 개인의 발병 위험성을 비교한 연구에서 찾을 수 있다. 1980년 이후 11개의 주요 가족 연구 결과 정신분열병 환자의 친척이 일반 전집에서 선정된 통제집단보다 발병 위험이 더 높았다. 정신분열병 환자의 가족과 형제, 자녀의 발병 위험은 5.9%로 일반 전집의 0.5%에 비해 12배 이상 높은 것으로 추정되고 있다.

정신분열병에 대한 유전 연구의 목표는 질병의 원인이 되는 유전적인 이상을 확인하는 데 있다. 일단 이상이 발견되면 그것이 정신분열병의 원인을 찾는 데 등불이 되어 다양한 이상이 수집되고, 그 결과 성공적인 치료방법이 개발될 수 있을 것이다. 지금까지 무수한 노력을 통해 연구가 진행되어 왔지만, 아직까지는 그 결과가 실망스럽다. 정신분열병은 생의 초기에 시작되는 신경학적 장애이지만, 알 수 없는 이유로 인해 후기 아동기나 청소년기까지 증상이 출현하지 않다가 질병의 첫 번째 삽화를 통해 뇌 구조의 특정한 이상이 확인되는 것이라고 추정되고 있다. 하지만 이렇게 될 사람을 미리 알아내는 것은 정말 어려운 일이다.

좋은 소식은 연구가 계속 진행되고 있으며 그중 몇 가지 결과는 매우 희망적이라는 점이다. 어떤 연구는 정신분열병과 연합된 유전자를 성공적으로 식별하여 질병의 예방과 치료를 위한 새로운 기회를 제공하고 있다. 또한 대뇌의 유전적 이상이 정신분열병에 미치는 역할이 연구되고 있고, 유전자가 정신분열병 환자의 지각, 주의, 기억에 미치는 영향을 이해하기 위해 노력하고 있다.

유전상담과 정신분열병

대중매체가 유전학과 정신병에서 유전의 역할에 관심을 두면서 정신분열병 자녀가 있거나 정신분열병의 가계력을 가진 사람이 유전상담을 받으려 하고 있다. 그들은 보통 다음의 세 가지 질문을 한다.

- 유전검사를 통해 내가 정신분열병 유전자를 가지고 있는지를 확인할 수 있는가? 그리고 정말 내 자녀에게 그 유전자가 전해지는가?
- 아직 태어나지 않은 자녀가 나중에 정신분열병에 걸릴 위험 정도를 확인할 수 있는 부모 대상 검사방법이 있는가?
- 내 자녀가 정신분열병에 대한 위험을 가지고 있는가?

불행하게도 처음 두 질문에 대한 대답은 '아니요'다. 정신분열병에 대한 위험성을 유용하게 예측할 수 있는 검사는 아직 존재하지 않는다. 그러나 마지막 질문에 대한 대답은 가능하다. 부모나 형제가 정신분열병이지만 자신은 정상인 경우, 자녀(즉, 정신분열병 환자의 손자나 조카)가 병에 걸릴 위험은 2% 미만이다.

환 경

정신분열병의 유전적 위험이 없다면 환경 요인이 정신분열병의 원인이라고 가정할 수 있다. 예를 들어, 태아 발달 단계에서 어머니가 질병이나 외상성 장애와 같은 불리한 환경 요인에 노출되는 것은 정신분열병의 한 원인으로 가정되고 있다. 한편으로 열악한 사회경제 상황이 질병의 진행에 악영향을 미칠 수 있다는 점에 주목하는 과학자도 있다.

원인과 결과를 정확하게 알 수는 없더라도 이러한 요인의 역할을 밝히는 것은 해 볼 만한 일이다. 직업을 가지고 있는 정신분열병 환자가 환청 때문에 업무를 적절히 수행하지 못하여 결국 해고되었다고 가정하자. 그 결과로 환자의 정신분열병 증상은 악화될 수 있다. 정신분열병의 증상은 해고의 원인이 될 수 있으며, 또한 해고는 병의 증상을 더욱 악화시킬 수 있다. 정신분열병이 생물학적 질병이기는 하지만, 이 병을 가진 사람은 자신의 행동이 바로 자신에게 영향을 미치는 현실 속에서 살아야만 한다. 이런 원인과 결과의 관계는 40일간 밤낮으로 사막을 걸어야 한다고 주장했던 18세 소년의 사례에서도 확인할 수 있다. 그의 아버지는 아들이 약물치료 후에도 환경으로부터 위협적인 스트레스를 받게 되면 사막을 걸으려는 '욕구'가 다시 나타났다고 보고했다.

수많은 환경 요인이 정신분열병을 가진 사람을 대상으로 연구되고 있다. 정신분열병 삽화와 관련된 스트레스의 연구에서 병과 스트레스 중 무엇이 원인이고 결과인가를 정확히 판단하기는 어렵기 때문에 다양한 결과가 얻어지고 있다. '정신분열병 때문에 스트레스가 생긴 것일까?' 아니면 '스트레스 때문에 병이 생긴 것일까?' 앞에서 잠시 언급한 '출생 계절 효과'와 도시생활의 역할과 같은 환경 요인도 연구되고 있지만 아직 일관된 연구 결과를 얻지 못하고 있다.

도시생활 연구에서는 정신분열병에 걸린 사람의 비율이 도시에서 더 높으며 주로 도시의 빈민 지역에 집중되어 있다고 일관성 있게 보고하고 있다. 1939년 이후 이러한 현상이 지속적으로 연구되어 왔지만 아직 도시생활의 양상을 정확히 밝혀낸 연구는 없다. 정신분열병의 원인이 되는 스트레스에 취약한 개인의 대처방식이

정신분열병을 일으키는 어머니

오늘날 대부분의 정신건강 전문가는 정신분열병이 결코 부모의 과오가 아니라는 데 의견을 모으고 있다. 그러나 인간의 행동과 심리에 대한 프로이트 학파의 생각이 오늘날보다 훨씬 보편적이었던 약 50년 전에는 많은 정신건강 전문가가 정신분열병이 잘못된 가정생활로 인해 나타난다고 믿었다. 하지만 이러한 주장은 프로이트가 제기한 것이 아니다. 그는 정신분석이 정신분열병 치료에 적절하지 않다고 여겼다. 1950년대와 1960년대에 자주 논의되었던 개념은 '정신분열병을 일으키는 어머니'였다. 이 개념은 특별한 양육 스타일이 어떤 식으로든 자녀에게 정신분열병을 일으킬 수 있다는 것이다. 그러한 어머니는 자녀에게 냉정하고, 어머니답지 않으며, 자녀에게 자신의 개인적 불행을 노출시킨다.

어머니가 자녀에게 정신분열병을 일으킬 수 있는 관계에 있다는 개념은 '이중 구속' 가설에 의해 지지된 것이다. 이 가설은 어머니와 자녀가 아무에게도 승산 없는 이중 구속이라는 딜레마 속에서 함께 혼란에 빠지고 파괴적으로 의사소통한다는 것이다. 예를 들어, 어머니가 스타일이 같은 노란색과 파란색 스웨터 한 벌씩을 딸에게 생일 선물로 주었다. 딸이 먼저 노란색 스웨터를 입자, 어머니는 "왜 그래? 파란색 스웨터가 싫은 거니?"라고 말한다. 동시에 두 벌의 스웨터를 입을 수 없는데, 딸은 어떻게 이 상황에 대처하여야 하는가? 역기능적인 가족을 다루고 있는 치료자 중 상당수가 가족 내에서 이러한 의사소통의 딜레마를 관찰하고 있다. 이중 구속에 사로잡혀 의사소통하는 가족은 자신을 '미치게' 할 수 있는 환상 속으로 은둔해 버리는 취약한 아동을 만들 수 있다.

가족 내의 결점을 가진 의사소통이 심리장애에 기질적으로 취약한 아동을 역기능적으로 만들 수 있다는 개념은 정신의학에서 정신분열증적 어머니를 '비난'하게 하였다. 일부 정신의학자는 파괴적인 방식으로 의사소통하는 부모와 가족을 '비난'하였다. 하지만 오늘날 대부분의 정신건강 전문가는 부모의 이중 구속 여부와는 상관없이 정신분열병이 발생한다는 사실에 동의하고 있다.

무엇인지는 연구해 볼 만하지만, 도시는 복잡한 사회적 상황으로 구성되어 있으며 항상 다양한 스트레스원에 대처해야 하는 등 많은 요인이 혼재되어 있기 때문이다. 이러한 상황을 설명하는 가설 중 하나는 정신분열병에 취약한 개인이 도시 안에서 사회적으로 고립되어 있을 가능성이 높다는 것이다.

정신분열병과 관련 문제

[우리 오빠는] 백인이 만 명 정도 거주하고 있는 우리 동네에서 잘 생긴 문제아로 유명했어요……. 오빠는 교외에 있는 친구의 집 거실에서 쓰러질 때까지 약물을 복용하고 술을 마셨어요. 하지만 그때만 해도 아직 현실에 발을 딛고 있었지요. 부모님은 오빠의 이상한 행동을 알고 있었지만 약물 탓으로 생각했어요. 오빠는 알코올중독과 폭력으로 얼룩진 가정에서 자란 난폭한 아이였지만 우리 집안에서도 특히 유별난 편이었지요.

–그레그 바텀스, 『천사의 우두머리』

정신분열병은 홀로 모든 것을 다루어야 하는 가족의 문제다. 그러나 실질적으로 가족은 정신분열병을 앓는 십대뿐만 아니라 다른 많은 문제에도 대처해야 한다. 정신분열병을 가진 사람은 학교, 도서관, 공원, 가정 등에서 주위 사람과 함께 생활하면서 그들을 혼란에 빠뜨린다. 종종 주위 사람의 기대에 어긋난 행동을 하고 교사와 부모, 경찰 등 어른과의 관계에서 문제를 일으킨다. 또한 상당히 오랜 기간 불안이나 우울을 경험하기 때문에 더 좋은 기분을 느끼기 위해 약물이나 알코올에 빠져 들곤 한다. 가끔은 극단적인 불행감 때문에 여러 차례 자살 시도를 하기도 하며 남은 인생을 비참하게 보낸다. 정신분열병 아동 및 청소년의 부모는 이러한 문제를 다루어야 한다.

학교에서의 문제

정신분열병을 앓는 사람은 종종 현실을 기이한 방식으로 경험하기 때문에 수용 가능한 사회적 규준을 따르지 못하고 자신이 지각한 현실에 따라 행동하는 경향이 있다. 그들은 고립되어 있고 냉담하며 어딘가에 몰두하고 있는 것처럼 보이기도 한다. 아주 오랫동안 움직이거나 말하지 않고 굳은 자세로 앉아 있기도 한다. 반면에 부산하게 주변을 돌아다니기도 하고 끊임없이 각성 상태를 유지하며 자신을 공격할지도 모르는 미지의 적을 경계하기도 한다. 이러한 행동은 학교에서 별로 환영받지 못할 것이다.

학습 곤란 역시 정신분열병의 특징인 병적 사고의 결과다. 정신분열병을 가진 사람은 조리 있게 생각하지 못하고 시간이 지날수록 집중에 곤란을 겪는다. 쉽게 주의가 산만해지고, 주변에서 일어나는 일에 집중하지 못하며, 사고는 빠르게 오락가락하기도 한다. 그들은 또한 부적절함 속에 빠져 있다. 예를 들어, 정신분열병 학생은 영어 수업에 집중하지 않고 교실 안에 외계인이 출현했다는 부적절한 생각에 몰두할 수 있다. 영화 〈뷰티플 마인드〉에서 존 내시와 그의 동료 조지 맥키가 나눈 대화를 살펴보자.

"어떻게 그렇게 생각할 수 있지?" 맥키가 말했다. "어떻게 이성적이며 논리적인 증거에 몸바치는 수학자인 네가 그럴 수 있어? …… 어떻게 지구 밖의 생물이 너에게 메시지를 보낸다고 믿을 수 있어? 어떻게 세상을 구하기 위해 우주 공간에서 온 외계인이 너를 선택했다고 믿을 수 있지?" 내시는 눈 하나 깜빡이지 않고 맥키에게 시선을 고정한 채 마치 뱀처럼 차갑고 냉정하게 쳐다보았다. "왜냐하면," 내시는 마치 자신에게 말하고 있는 것처럼 조용한 목소리로 논리적인 양 느릿느릿 말했다. "초자연적인 것에 대한 내 생각은 나의 수학적 생각과 똑같은 방식으로 나에게 생겨난 거야. 그래서 나는 그것을 진지하게 생각하고 있어."

사고의 혼란은 정신분열병의 특징이다. 환자는 점점 혼란에 빠지면서 자신의 사고를 논리적인 순서로 조직화하지 못하게 된다. 하지만 내시의 말처럼 외계인에 대한 생각은 다른 모든 생각과 동일한 방식으로 떠올랐기 때문에 그에게는 완벽하게 느껴진다.

정신분열병을 가진 십대는 학교생활에서 어려움을 경험한다. 병에 사로잡혀 정규적인 학급 활동에 점점 참여하지 못한다. 학교 부적응은 보통 진단받기 전부터 시작되기 때문에 부모는 다음과 같은 경험을 할 수 있다. 아들 조나단에 관한 앤 데비슨Anne Deveson의 회고록 『내가 여기 있다고 나에게 말해 주세요(*Tell Me I'm Here*)』의 내용이다.

열두 살이 될 때까지는 꽤 평온했다……. 초등학교 시절 쓰기 과목에 문제가 있었지만(요즈음이라면 독서장애로 진단되었을 것이다) 상식이 꽤 풍부해서 성적이 잘 나왔다……. 고등학교 시절, 그는 소용돌이치며 아래쪽으로 떨어지는 현기증을 느끼기 시작했다. 쓰기 능력은 점점 더 나빠졌다. 그는 학교와 같은 공공장소에 가는 것을 어려워했다. 아침에 일어나기 힘들어했고 늘 지각했다. 그는 점점 더 멍해졌다. 친구가 떠나기 시작했고 사람들이 자신에게 적대적인 태도를 보인다고 생각했다……. 그는 학교가 멍청하고 공부도 멍청하며 자신도 멍청하다고 말했다. 양손으로 머리를 감싼 채 책 앞에 앉아 있지만 읽은 내용을 전혀 이해하지 못했다. 그는 집 안으로 들어와 주방을 왔다 갔다 하며 사람들이 자신을 적대하는 계획을 세우고 있다며 화난 목소리로 나에게 말했다. 어느 누구도 자신을 좋아하지 않는다고 했다. 이런 일은 매우 일상적이었다.

사실 학교에서 나타나는 정신분열병의 초기 징후는 알아차리기 힘들다. 예를 들어, 조나단은 학교 숙제를 하면서 정신병적 증상의 출현을 분명하게 드러냈다. 그는 어떤 목소리를 듣고 있으며 '걷고 있는 자신을 바라보며 걷고 있다'고 썼다. 그는 또한 시간이 '길어지고' '공간이 움직인다'고 적었다. 그 당시 부모와 상담한 두 명의 학교심리학자는 부모가 주장한 '의사소통 문제'를 제외하고는 괜찮다고 판단했다. 그들은 라디오에서 자신에게 말하는 목소리가 들린다는 조나단의 얘기를 별일 아닌 것으로 여겼고, 어느 누구도 진심으로 그의 말에 귀 기울이지 않았다.

부모는 자녀의 학업 욕구가 수용되고 있는가를 확인하기 위해 학교에 개입해야 할지도 모른다. 예를 들어, 정신분열병 아동이나 청소년은 일반학급에 대한 적응이 필요하며 정신장애 학생에 대한 지도 경험을 가진 교사가 필요할 수 있다. 정신분열병의 특징인 집중력과 주의력 감소로 학습환경의 변화가 필요할 수도 있다. 또 어떤 과목은 너무 어려워서 실패할 수도 있다. 정신분열병 학생을 위해 학교와 무엇을 어떻게 조절해야 하는가에 대한 정보는 4장에서 제시할 것이다.

다른 사람과의 문제

모든 부모는 아동기 및 청소년기의 두 가지 핵심 과제가 학업 및 행동 영역에서 원활한 학교생활과 또래관계를 형성하는 것이라는 점을 알고 있다. 친구 사귀기는 청소년기에 매우 중요한 삶의 과제다. 왜냐하면 청소년기는 부모에게 벗어나 자아가 독립적으로 기능하도록 준비하는 점진적 발달 시기이기 때문이다. 대부분의 십대는 가족에서 또래 친구로 무게중심을 옮기면서 이 과제를 성취한다. 또래와 비슷한 옷을 입고 같은 속어를 사용하며 쇼핑에 대해 서로 의논하는 이유가 여기에 있다. 정신분열병 아동은 또래 친구와 정상적으로 상호작용하는 능력이 제한되어 있기 때문에 이러한 십대의 삶과 동떨어져 있다. 실제로 형제 및 친구와의 관계를 멀리하는 것은 문제의 발생 가능성을 가장 분명히 경고하는 신호

중 하나일지도 모른다. 친구를 사귀고 관계를 유지하며 인간관계의 어려움을 다루는 데 여러 가지 문제가 나타날 수 있다.

대부분의 부모는 문제가 발생한 바로 그 당시만큼이나 과거의 행동 변화를 분명하게 보고한다. 피터 와이든은 그의 책 『정신분열병 극복하기』를 통해 아들 제프의 성격에서 나타난 '변화'를 '정상적인 사춘기의 표현이며 청소년기 남자에게 나타나는 혼란'으로 너무 쉽게 처리해 버렸다는 사실을 나중에 알게 되었다고 기록했다. 제프의 부모는 대학으로 그를 방문했을 때 몹시 놀랐다. "떠들썩한 파티에 친구와 농담이나 하는 생활…… 우리에게 시간을 내주기에 너무나 바쁜…… 그때가 그의 마지막이며 매우 짧았던 사교성 폭발의 시기였어요." 원래 제프는 내향적이고 좀처럼 말이 없으며 특히 여자 앞에서 지나치게 수줍음을 탔다. 그래서 피터는 오히려 그 3년간의 과도한 사교 시기를 당시에는 다행스럽게 받아들였다. 그때까지도 모든 가족은 당연히 그의 사교성이 점차 높아지기를 기대했다.

결국 제프는 이러한 십대의 생활에서 벗어나 스스로 무핑moofing [1]이라 명명한 은둔 상태에 빠져들었다. 그의 아버지에 따르면, "그저 멍한 표정으로 앉아 아무것도 하지 않았고…… 그를 억지로 밀쳐야만 움직이게 할 수 있었지요." 30년 후에야 아버지는 제프의

---

1 역자 주: 무퍼(mobile out-of-office worker: Moofer)는 스마트폰이나 노트북 등을 이용해 사무실 밖에서도 일을 할 수 있는 사람을 가리키는 말로, 무핑(moofing)은 무퍼의 동사변형이다.

'무핑' 상태가 정신분열병의 한 증상인 음성 증상의 일부라는 것을 알게 되었다. 다음은 첫 번째 정신증적 삽화가 나타나기 전 제프의 행동에 대해 당시에 아버지가 기록한 글이다.

> 제프는 편지 쓰기나 독서와 같이 집중이 필요한 일을 매우 힘들어했고 상당히 느리게 행동했다. 나는 이것이 억압이나 다른 무엇 때문일 거라고 생각했다. SAT 예비시험을 봤지만 거의 답을 쓰지 못했고 점수는 평균을 밑돌았다……. 제프는 매사에 관심이 없어 보였다. 아마 이것이 그의 성격을 가장 잘 나타내 주는 말일 것이다. 그는 자신의 일을 하려고 하지 않았다. 무엇보다 '혼란공포증hasslephobic'이 있었고 소음과 분쟁를 피하기 위해 모든 것을 했다. 가끔 사람을 믿는 것처럼 행동했지만 그들이 갑자기 흥분할까 봐 늘 두려워하곤 했다.

제프는 입원하여 정신분열병으로 진단되었다. 그는 다른 사람으로 변해 갔고 그의 행동은 다른 사람과 잘 어울리기 어려운 것으로 바뀌었다. 아버지의 글에 따르면, "나의 사랑스럽고 총명하며 재미있는 아들은 아프기만 한 게 아니었다. 서먹하고 냉정하고 냉혹하며 버릇없고 무례하게 변했으며 여러 좋지 않은 특성을 갖게 되었다. 나는 제프를 끔찍이 혐오하게 되었고 하루 종일 비난을 퍼붓게 되었다." 25년 이상이 흘렀지만, "그 당시의 문제는 여전히 남아 있다. 불쾌한 이방인이 된 아들을 어떻게 계속 사랑할 수 있겠는가?"

형제가 경험하는 문제 정신분열병은 부모, 교사, 친구 등 모든 관계에 해로운 영향을 미친다. 그러나 형제만큼 깊이 상처받고 겁먹는 이는 없을 것이다. 사랑하는 남동생이 아무런 이유도 없이 분노에 찬 채 방에서 혼자 은둔하거나 혹은 사랑스러운 여동생이 심술궂고 두려운 존재로 변하는 이해할 수 없는 그 상황을 지켜보는 것이 얼마나 어렵겠는가! 일상적인 문제를 다루기 위해 병에 걸린 자녀와 고군분투하는 부모를 지켜봐야 하는 것은 또 얼마나 어렵겠는가! 클레아 사이먼은 『광기의 집』에서 정신분열병을 앓고 있는 십대의 큰오빠와 언니를 포함한 가족의 붕괴 경험을 이야기하고 있다.

우리 가족에게 빠르게 문제가 나타나기 시작했지만 아무도 나에게 무슨 일이 일어났는지 말해 주지 않았다. 부모님도 상황을 전혀 확신하지 못했던 것 같다. 부모님은 그 당시 7, 8세 정도였던 나에게 문제가 없다고 생각하게 만들면서 최악의 공포로부터 나를 보호하려 했다. 나는 거북이나 애완동물과 시간을 보냈다. 하지만 곧 나에게도 악몽이 시작되었고 몇 년간 지속되었다……. 다니엘 오빠는 마치 가장자리가 닳아 낡아 가는 옷처럼 점점 악화되었다. 점점 움츠러들고 변해 갔으며, 초라하고 목표를 상실한 사람이 되어 갔다. 오빠는 학교에 다니다가 병원에 입원하면서 몇 번이나 우리 곁을 떠

났는데, 그때마다 내가 알고 있는 오빠와 조금씩 달라져서 돌아왔다……. 호전되면 예전의 매력과 쾌활함과 카리스마를 조금 회복하였는데, 이것이 끔찍한 병을 참아 내는 데 도움이 되었다.

오빠가 회복되어 떠나자마자 언니 캐서린이 이미 자신을 괴롭히고 있던 위험에 빠져 버렸다. 캐서린이 클레아의 햄스터를 죽을 때까지 괴롭혔던 끔찍한 사건이 있은 후 그녀는 언니를 피하는 법을 배웠다. "언니가 내 방으로 다가오는 소리를 들으면 마주치지 않기 위해서 옷장 속에 숨거나 문 뒤의 푹신한 소파에 깊숙이 숨었어요……. 나는 언니가 내 방으로 들어올 때마다 완벽하게 숨을 수 있었지만, 그래도 언니가 나를 찾는 것을 포기할 때까지 긴장을 늦출 수 없었지요."

오빠와 언니의 연이은 증상 악화는 충격적이고 극단적인 스트레스였다. "나는 오빠에 대한 자포자기와 언니에 대한 배신감 때문에 심각한 충격을 받았고, 두드러진 정신병적 행동에 대처하기 위해 노력해야만 했어요. 내가 아는 오빠의 모습은 사라졌고, 언니는 폭력적인 괴물로 변해 갔지요." 그녀가 선택한 방법은 숨어 지내는 것이었다. "내가 사느냐 죽느냐는 얼마나 잘 피할 수 있느냐에 달려 있었고, 나는 할 수 있는 한 눈에 띄지 않으려 노력했어요." 가장 어려웠던 것은 부모님에게 물어볼 수 없었다는 점이었다. 그녀는 오빠와 언니의 병에 대해 부모님에게 질문했을 때에 대하여 이렇게 말하고 있다. "나는 공포로 인해 침묵하면서 피로에 지친 아버지의 눈을 보았지요. 내가 언니의 무시무시한 '혼란' 상태나 점점 악화되고 있는 오빠의 멍한 상태에 대해 얘기할 때 어머니의 얼굴은 정말 최악이었어요. 나는 병으로 잃어버린 자녀에 대한 상실감과 큰 슬픔을 느끼고 있는 어머니의 고통을 보았지요."

정신분열병 환자의 부모나 형제가 받는 영향은 동일하다. 정신증적 삽화마다 놀라운 일이 발생하고 그 영향으로 인해 중요한 관계가 변하게 된다. 『로버트의 상상(*Imagining Robert*)』(1997)을 저술한 제이 뉴게보른Jay Neugeboren은 여러 해에 걸쳐 형제의 정신증적 삽화를 목격했다.

> 매번 일어나는 일마다 놀라웠고, 말할 수 없이 슬프고, 가슴이 터질 것 같았다. 매우 따뜻하고 사랑스러워 정말 매력적이었던 그가 한순간 정상처럼 보이다가도 어떻게 그처럼 성내고 격노하며 방황할 수 있을까? 또 어떻게 몇 해가 지나도 이런 일이 있을 때마다 마치 처음 겪는 일인 것처럼 느껴질 수 있을까?

물질남용

정신분열병을 가진 사람은 현재 알코올이나 마리화나, 코카인 같은 길거리 마약을 사용하고 있거나 혹은 과거에 사용했을 가능성이 매우 높다. 정신분열병 환자나 다른 정신장애인이 약물이나 알코올을 단독으로 혹은 동시에 사용할 수 있다는 점에 많은 연구자가 동의하고 있다. 하지만 물질남용과 정신병 간의 관계를 연구한 연구자는 다른 결과를 제시하고 있다. 2003년에 연구를 시작한 한 물질남용 전문가에 의하면 정신병 환자 중 25~60%가 물질남용자이고, 알코올과 물질남용자 10명 중 6명 이상이 정신장애를 경험하고 있다. 2004년에 출판된 연구에서는 정신분열병의 첫 번째 삽화를 경험한 262명의 청소년을 대상으로 물질남용의 비율을 조사했다. 그 결과 37%가 물질사용장애로 진단되었고, 남성이 더 많았으며, 물질남용이 항정신병 약물치료에 영향을 미치는 것으로 확인되었다. 마지막으로 국립정신건강협회National Mental Health Association에 의하면, 정신분열병 환자가 알코올이나 물질남용자가 될 위험은 일반인보다 10.1% 더 높다. 십대 정신분열병 환자의 물질남용률이 가장 높았고, 그들은 병을 앓고 있는 중에도 약물이나 알코올을 사용하고 있는 것으로 조사되었다. 약물을 사용하는 이유는 건강한 십대와 마찬가지로 기분이 좋아지기 때문이다.

실제로 약물과 알코올은 자가치료의 일종으로 정신분열병 환자에게 도움을 줄 수 있다. 약물은 불안, 무망감, 우울을 감소시키며, 다음 장에서 다룰 약물치료의 부작용에 대처하도록 돕는 한편, 에너지와 동기를 증가시킨다. 또한 약물 사용을 하며 마약 문화를 즐기는 남학생 모임에 참여하게 되면서 사회적 관심을 받고 또래로부터 소외될 가능성이 줄어들게 된다. 다시 말해, 약물 사용은 정신분열병의 원인일 수 있는 고립과 외로움에 대처하기 위한 사회적 네트워크의 수단이 될 수 있다.

하지만 유감스럽게도 여러 연구에서는 약물과 알코올이 환청과 편집성 망상의 가능성을 증가시킬 수 있다고 경고하고 있다. 예를 들어, 각성제, 환각제LSD, PCP(펜시클리딘) 등 몇 가지 약물은 장기간 마리화나를 사용했을 때처럼 환각과 망상 같은 정신분열병 유사 증상을 야기할 수 있다. 『내가 여기 있다고 나에게 말해 주세요』에서 앤 데비슨은 마리화나와 모르핀이 첨가된 기침약에 대해 아들 조나단이 했던 말을 기록하고 있다.

어느 날 그는 입술을 오므리고 집에서 어슬렁거리며 말했다. "헤로인 해 봤어? 나는 해 봤어. 성부와 성자와 성령을 봤어. 그리고 그 고리가 모두 동심원이 되었고 나는 환희를 느꼈어. 나는 신의 생각을 전해 들었고 가방에 모든 것을 챙겨 사막으로 갔어. 나에게는 단지 최후의 이틀이 남았을 뿐이야. 나는 신경쇠약에 걸렸어. 계시는 나를 바보천치로 만들었어……. 하지만 마약중독자는 근사해. 정신분열병은 버릴 거야."

과도한 약물 사용으로 인한 환각과 망상은 그것이 정신분열병의 출현을 은폐하여 오진하게 할 수 있다. 더욱이 정신분열병 환자의 물질남용은 사회 및 가족 관계의 손상, 실직, 노숙, 채무, 의학적 문제, 법적 투옥 등 약물 및 알코올 사용자에게 흔한 문제와 관련될 수 있다. 또한 청소년 정신분열병 환자의 약물 및 알코올 남용은 이러한 문제를 가진 친구를 제외한 또래관계에서 사회적 철수를 촉진할 수 있다. 그레그 바텀스의 형 마이클은 십대 후반에 정신분열병으로 진단받았다. 그는 매일 오후 가라테를 연습하면서 친구와 함께 암페타민(각성제)을 사용했고, 결국 그 친구 외의 다른 모든 친구로부터 버림을 받았다.

담배와 커피 기타 정신증적 장애의 약 50%, 일반 전집의 30%가 흡연을 하고 있는 것에 비해 정신분열병 환자는 75~90%가 흡연을 하고 있다는 사실이 많은 연구를 통해 확인되었다. 담배는 현재 정신장애 시설에서 유통되고 있다. 특히 필터가 없고 타르 함량이 높은 제품을 선호하는 환자 사이에서 담배는 사회적 상호작용을 하는 주된 수단이 되고 있다.[2]

담배를 유독 선호하는 이유는 많은 연구의 주제가 되어 왔다. 니코틴은 질병과 관련된 불안을 낮추고, 약물치료로 인한 진정 작용을 줄여 주는 한편 집중력을 향상시키기도 하는 것으로 알려져 있다. 따라서 정신분열병 환자에게는 니코틴의 자기 투여가 바람직한 경우도 있다. 놀랍게도 정신분열병 환자는 흡연율이 높음에도 불구하고 일반인보다 폐암 발병률이 낮다. 하지만 흡연은 다른 사람과 마찬가지로 모든 면에서 정신분열병 환자의 신체건강에 매우 해롭다.

환자들은 담배만큼 카페인도 유난히 선호한다. 어떤 정신분열

2 역자 주: 우리나라의 경우 2008년 4월 1일 발효된 「국민건강증진법」에 의해 모든 병원에서 금연을 하게 되어 있다. 그러나 소규모 정신병원이나 정신과 의원의 입원 병동에서는 행동치료의 유인책으로 담배를 이용하고 있다.

병 환자는 하루에 30잔 이상의 커피(잔당 30mg의 카페인 함유)와 여러 캔의 콜라(캔당 35mg의 카페인 함유)를 마시기도 한다. 병에 담겨 있는 인스턴트 커피가루를 직접 떠먹는 환자도 있다. 그레그 바텀스는 형 마이클이 인스턴스 커피를 대형 보온병에 가득 타서 자나 깨나 마셨으며 하루 종일 필터가 없는 담배를 세 갑씩 피웠던 것을 기억하고 있다.

카페인의 과도한 섭취는 신경과민, 안절부절못함, 불면증, 흥분, 안면 홍조, 빠른 심장박동, 근육 경련 등을 야기할 수 있으며 커피를 너무 많이 마시는 사람은 유쾌한 경험을 하지 못하는 것으로 알려져 있다. 따라서 정신분열병 환자가 왜 그렇게 많은 카페인을 소비하는지 혹은 어떻게 카페인으로부터 벗어날 수 있는지는 명확하지 않다. 분명한 것은 그들이 생활 속에서 가장 몰두할 수 있는 두 가지가 담배와 커피라는 점이다.

자살 위험

정신분열병과 사투를 벌이는 동안 자살을 '합리적인 선택'이라 생각하며 여러 차례 자살을 시도했던 마크 보네거트는 『낙원으로 가는 급행열차』에서 "자살은 진정으로 위험하다."라고 기록했다. 환자 중 30%가 자살을 시도하는 것으로 추정되며 그들 중 약 10%는 자살로 사망하는 것으로 추정되고 있다. 청소년의 경우에는 자해에 대해 말하는 것("죽고 싶어.")이나 그와 같은 방법으로 위협하는 것("이번 과학 시험을 못 보면 창밖으로 뛰어내릴 거야.")이 자살 행동의 실천보다 더욱 일반적이다. 정신분열병 환자의 부모는 모든 자살 신호를 심각하게 받아들일 필요가 있다. 자살을 시도하는 젊은이와 이미 자살한 젊은이는 유사한 성격 특성을 가지고 있으며, 자살로 사망한 사람 중 40%가 적어도 한 번 이상 자살을 시도한 경험을 가지고 있다.

자살한 청소년은 성취 동기가 높거나 완벽주의적인 성격 특성을 가지고 있다고 여러 연구에서 제안하고 있다. 미국 대학입학자격시험SAT에서 나쁜 성적을 받는 것과 같은 굴욕적인 패배 경험으로 인해 나타나는 절망적인 반응이 자살이다. 장해나 취약성을 가진 청소년 역시 친구나 가족과의 갈등과 논쟁의 결과로 자살을 시도한다. 특히 교육 수준이 높은 정신분열병 환자는 다른 환자보다 질병의 영향력을 더욱 명확하게 인식하기 때문에 자살 위험이 더 높다. 질병 초기(첫 번째 정신증적 삽화)에 환각, 편집증, 와해 혹은 주요 정신증적 증상이 자살의 원인이 되기도 하지만, 자살 위험 요인 중 가장 상위를 차지하고 있는 요인은 우울이다.

불행히도 부모가 청소년 자녀의 자살 사고를 알아차리지 못할 수도 있다는 사실이 많은 연구에서 반복적으로 확인되고 있다. 부모는 강력한 자살 유발 인자를 경계할 때 자녀를 도울 수 있다. 청소년의 자살 시도와 연합된 것으로 알려진 위험 요인은 다음과 같다.

- 주요우울장애, 조증 삽화, 정신증적 삽화와 같은 정신장애

- 공격 행동에 대한 과거력 및 물질남용과 결합된 기분장애
- 폭력, 공격성, 충동적 행동
- 공격 행동에 대한 과거력 및 낮은 문제해결력과 결합된 절망감과 외로움
- 소년보다 소녀에게 더 많이 나타나는 단일 우울 삽화
- 13세 이전의 부모 상실
- 자살 행동에 대한 가족력
- 가정폭력에 대한 노출
- 자살 소년 중 2/3, 자살 소녀 중 1/2이 쓰는 총기와 같은 치명적인 방법의 사용

자녀의 자살 행동 가능성을 다루는 방법에 대해서는 3장에서 살펴볼 것이다.

아무것도 하지 않는 것의 위험성

당신은 자녀가 정신분열병과 같은 심각한 정신장애에 걸렸을 가능성에 직면하게 되면 그런 상황에 압도되어 당황할 것이다. 처음에는 두려움이나 믿을 수 없음, 슬픔 혹은 어떻게든 증상을 책임지려는 죄책감을 느끼게 될 것이다. 당신이 어떤 감정을 느끼든 자신의 사고와 감정에 압도되어 아무것도 하지 않고 가만히 있으면 절

대 안 된다. 자녀의 행동에 무관심하게 반응하고 청소년기의 괴벽이라고 간단히 치부해 버려서는 안 된다. 분명한 병의 징후를 알아차리게 되면 책임을 가지고 문제를 똑바로 직면하면서 즉시 전문적 도움을 찾는 등 최선의 관심을 가지고 행동할 필요가 있다. 이러한 중재가 충분히 일찍 시작된다면 증상의 활성화를 치료하고 황폐화를 막을 수 있다.

부모의 게으름에 대한 대가는 매우 충격적일 수 있으므로 미리 대책을 강구하는 것이 중요하다. 치료적 중재 없이 정신분열병이 진행되면 첫 번째 정신증적 삽화가 시작되면서 망상이나 환각과 같은 증상이 출현하게 된다. 대부분의 경우 첫 번째 삽화에서 회복되지만 장애에서 완전히 벗어난 것은 아니다. 그대로 내버려 두면 완전히 회복되지 못하여 결국 지각과 사고가 혼란스러워지는 정신증적 상태가 재발되고 만성화된다. 재발이 반복되면 황폐화되고 개인의 기능이 제한되며 이전보다 회복이 더욱 어려워진다. 만성 정신분열병과 연합된 점진적인 황폐화는 첫 번째 삽화 이후 처음 5~10년 내에 발생한다. 이러한 점에서 초기 중재가 매우 중요하다.

중재가 없는 경우 환각과 망상 같은 양성 증상은 시간이 지나면서 일진일퇴하지만 음성 증상은 점점 더 심각해질 수 있다. 스트레스에 취약한 정신분열병 환자는 재발 위험 속에서 끊임없이 잦은 입원을 하게 된다. 빈곤과 무주택은 잠재적 위험 요인이 될 수 있으며, 특히 도시에 거주하는 경우 더욱 그렇다.

미래의 전망

정신분열병은 매우 심각한 질병으로 그것을 앓고 있는 사람은 자발적으로 회복되기 어렵다. 어떤 사람은 단 한 번 정신증적 삽화를 경험하지만, 대부분은 평생 입원을 반복하면서 새로운 증상을 경험한다. 단기간에 정신분열병에서 '벗어나는 것'은 누구에게나 힘들다. 정신분열병 아들을 둔 학교심리학자 케이트는 다음과 같이 말했다. "아이가 바로 벗어나 회복될 수 있는 것이 아니라서 '거칠게 양육'하는 방법을 시도할 수 없어요. 그들은 혼자 힘으로 회복될 수 없고 좋아질 수 없어요."

초기에 치료 개입을 하게 되면 많은 정신분열병 환자가 잘 적응하면서 살 수 있고 눈에 띄게 향상되기도 한다. 발병 후 처음 5~10년간의 예후는 다음에 제시된 다양한 긍정 요인의 영향을 받는다.

- 가족과 친구의 좋은 지지체계
- 발병이 늦음
- 분명한 촉발 요인에 의한 갑작스러운 발병
- 발병 전 양호한 사회적 · 직업적 과거력
- 기분장애 증상의 출현
- 양성 증상의 출현

- 기분장애의 가족력
- IQ가 높음
- 사회경제적 지위가 높음
- 정신병을 앓고 있다는 것의 자각

가장 중요한 것은 받고 있는 치료가 개인의 예후에 영향을 미친다는 사실이다. 치료를 통해 병이 완치되지 않더라도 일부 증상을 개선시켜 기능의 향상과 회복을 가져온다. 이러한 향상은 3~5년의 치료 기간 동안에 나타나지 않을 수도 있다. 하지만 결론적으로 다음 장에서 논의할 치료 프로그램에 계속 참여하는 한 많은 사람이 질병과 함께하면서도 보다 풍부한 삶을 살 수 있게 된다.

If Your Adolescent Has Schizophrenia

03
자녀를 위한 올바른 치료 계획하기
– 약물치료, 심리치료, 기타

정신분열병은 심각한 피해가 동시에 여러 방향에서 나타나기 때문에 어디에서 시작되었는지 알기 어렵다. 항상 명심해야 할 것은 병에 걸렸다가도 건강해질 수 있다는 점이다.

–마크 보네거트Mark Vonnegut, 『낙원으로 가는 급행열차(*The Eden Express*)』

앞 장에서 우리는 주로 첫 번째 정신증적 삽화를 경험한 후 5~10년 내에 일어날 수 있는 정신분열병의 점진적인 황폐화를 다루었다. 처음 질병의 징후가 나타났을 때 이루어지는 초기 진단과 중재가 장기간에 걸친 최악의 상황을 예방하는 데 도움이 된다는 것은 아무리 강조해도 지나치지 않다. 병에 걸린 십대의 부모가 도움을 받기 위해 처음 하게 되는 행동은 자격을 갖춘 전문가에게 평가를 받는 것이다.

최초의 평가는 쉽지 않으며 질병으로 확진되더라도 치료가 중단없이 진행되기는 어렵다. 대부분의 정신분열병 환자는 첫 징후가 나타났을 때 자진해서 도움을 찾지 않는다. 자신의 망상이나 환각이 사실이어서 심리치료가 필요 없다고 믿기 때문이다. 또 조기에 도움을 구한다 하더라도 그때 이용할 수 있는 치료가 과연 효과가 있는지는 확인하기 어렵다. 더욱이 정신분열병 증상을 막 경험하기 시작한 사람은 심각성을 인식하는 데 한계가 있고 약물의 부작용에 민감하여 약물치료를 거부하거나 장기 복용을 달가워하지 않을 수 있다. 따라서 가족, 특히 부모는 자녀의 문제를 평가하고 치료하는 전 과정에서 자녀를 진심으로 지지하고 옹호하기 위해 노력해야 할 것이다.

치료 제공자: 그들은 누구이며 올바른 치료는 어떻게 찾는가

복잡해 보일 수도 있지만, 심리장애의 경우 보통 정신과 의사, 심리학자, 사회사업가, 간호사와 같은 다양한 자격의 전문가가 함께 치료에 참여한다. 어떤 주에서는 간호사와 임상심리학자가 약물 처방권을 가지고 있지만, 대부분의 경우 의사가 아닌 전문가는 약물치료를 제외한 치료만 제공하고 약물 처방은 정신과 의사가 담당한다. 많은 병원과 클리닉에서는 환자에게 폭넓은 서비스를 제공하기 위해 전문가가 팀을 구성해서 일을 하고 있다.

불행하게도 정신분열병 진단과 치료에 능숙한 정신과 의사나 정신건강 전문가 팀을 찾는 일은 쉽지도 간단하지도 않다. 정신분열병 전문가로 명망 있는 정신과 의사 풀러 토리E. Fuller Torrey는 정신분열병에 대해 풍부한 지식이나 특별한 관심을 가지고 있는 의사가 상대적으로 매우 적다고 보고 있다. 그는 병에 걸린 것으로 추정되는 가족을 위해 병을 경험한 가족과 연계하여 훌륭한 치료를 할 수 있는 곳을 찾아야 한다고 강력하게 권고했다. 그는 『정신분열병에서 살아남기(*Surviving Schizophrenia*)』(2001)에서 가족은 "지역의 자원을 신속하게 분석하면 치료를 탐색하는 시간과 잘못된 치료를 시작하여 낭비되는 시간을 절약할 수 있다."라고 언급했다.

자녀를 위해 정신과 의사나 전문가 팀을 찾은 경험이 있는 부모 역시 국립정신건강기관의 지역 사무소에 연락하는 것이 도움과 지침을 얻기 위한 첩경이라고 권고한다. 미국 국립정신질환자연맹National Alliance on Mental Illness: NAMI이나 국립정신건강협회National Mental Health Association: NMHA와 같은 기관은 다음과 같은 방식으로 당신에게 도움을 제공할 것이다.

- 당신의 걱정에 진지하게 귀 기울이고 자녀의 증상을 '단순한 십대의 특성'으로 간단히 취급하지 않는다.
- 아동 및 청소년 정신분열병 환자를 치료하려는 지역 정신건강 센터나 개업의가 도움을 제공할 수 있도록 한다.
- 당신이 참여할 수 있는 지지집단을 알려 준다.

이러한 기관의 연락 정보는 이 책의 마지막 부분에 제시한 '관련 도서와 전문기관'을 참조하라.

정신과 의사와 정신건강 전문가의 치료를 만족스럽게 받고 있는 환자가 많더라도, 당신 자신이 그들을 편안하게 느끼는 것이 중요하다. NAMI는 처음 인터뷰를 할 때 꼭 확인해야 할 치료자의 특성으로 다음과 같은 사항을 강조하였다.

- 당신이 사용하는 언어를 유창하게 구사하는가
- 정신분열병이 생물학적, 화학적, 환경적인 많은 요소를 가진 복잡한 질병이라는 지식을 가지고 있는가
- 당신과 가족 모두를 치료 팀의 일부라고 생각하고 있는가
- 질병의 경과나 자녀의 단점에 대한 당신의 관찰과 의견을 진지하게 받아들이는가
- 방문 비율이나 횟수가 줄어들 때에도 진정으로 자녀를 도우려고 하는가

아울러 NAMI에서는 옳지 않은 치료자의 특성을 다음과 같이 제안하고 있다.

- 부모와 환자가 병을 이해할 수 없도록 신비스러운 관점에서 심리치료에 대해 의사소통하는가
- 양상이 다른 정신분열병에 똑같은 치료방법을 적용하는가
- 사무실 이외의 장소에서 환자를 만나는 것을 거절하는가. 최고의 치료자는 도움이 필요한 환자를 위해 어디든 갈 것이다.

당신이 살고 있는 곳에서 가깝다면 대학병원과 연락하는 것도 크게 도움이 된다. 그러한 의료기관에는 정신분열병을 전공하고 이 분야에 대한 최신 정보를 가진 전문의 교수가 있을 것이다. 그런 전문가는 앞으로의 상담에 도움이 되도록 지역사회의 치료 팀과 연락을 유지할 수 있다.

정신약리학 혹은 약물을 이용한 치료

항정신병 약물

어떠한 치료든 정신분열병 치료에 가장 필요한 것은 증상을 통제하는 약물이다. 정신분열병 치료에 사용되는 약물은 신경이완제 혹은 과거에 주요 신경안정제로 불리기도 했던 항정신병 약물이다. 약물은 망상과 환각, 기괴한 행동, 공격적인 충동성, 사고 장애와 같은 정신분열병의 양성 증상에 매우 효과적이다. 하지만 무감동, 무표정, 사회적 철수와 같은 음성 증상을 감소시키는 데에는 효과가 적다. 많은 연구에서 정신분열병 환자의 약 70%는 항정신병 약물을 통해 양성 증상이 호전되었고, 25%는 약간의 호전을 보이거나 전혀 호전을 보이지 않았으며, 5%는 오히려 더 악화되었다.

항정신병 약물은 두 종류로 나눌 수 있다. 1세대 항정신병 약물은 1950년 이후 이용되어 왔으며 전형 혹은 전통적 항정신병 약물이라고 불린다. 2세대 혹은 비전형 항정신병 약물은 최근에 이용되고 있는 것이다(〈표 3-1〉 참조). 클로르프로마진(토라진)이 처음 소개된 1954년과 클로자핀(클로자릴)이 시장에 출시된 1990년 사이에 이용된 항정신병 약물은 1세대 약물로 간주된다. 전형적 항정신병 약물이 작용하는 기전은 정확히 파악되지 않았지만 D_2와 같은 도파민 수용기를 차단하는 작용을 하는 것으로 알려져 있다. 반면 비전형 약물은 D_3, D_4와 같은 도파민 수용기와 세로토닌과 글루타민 수용기를 차단하는 작용을 하기 때문에 세로토닌/도파민 길항제로 분류된다.

표 3-1 널리 사용되는 항정신병 약물

1세대 약물(전형성)		2세대 약물(비전형성)	
상품명	성분속명 혹은 화학적 명칭	상품명	성분속명 혹은 화학적 명칭
할돌 (Haldol)	할로페리돌(haloperidol)	아빌리파이 (Abilify)	아리피프라졸 (aripiprazole)
멜라릴 (Mellaril)	티오리다진(thioridazine)	클로자릴 (Clozaril)	클로자핀(clozapine)
나베인 (Navane)	티오타이진(thiothixene)	게돈 (Geodon)	지프라시돈(ziprasidone)
프롤릭신 (Prolixin)	플루페나진(fluphenazine)	리스페달 (Risperdal)	리스페리돈(risperidone)
토라진 (Thorazine)	클로르프로마진 (chlorpromazine)	세로퀄 (Seroquel)	쿼티아핀(quetiapine)
		자이프렉사 (Zyprexa)	올란자핀(olanzapine)

출처: *Physicians Desk Reference*, 2004.

도파민 가설의 재고　정신분열병에 대한 신경화학적 설명은 상당한 논쟁을 야기하는 주제다. 초기 항정신병 약물인 클로르프로마진이 도파민 길항제로서 정신분열병의 두드러진 증상을 통제한다는 것이 알려지면서 1977년 도파민 가설이 등장하였다. 이 이론에 따르면 정신분열병과 망상, 환각과 같은 정신증적 증상은 뇌 내부의 도파민 수준이 증가하면서 생겨난다. 그러나 항도파민뿐만 아니라 항세로토닌 효과를 가지는 새로운 비전형 항정신병 약물이 도파민을 통제하기보다는 세로토닌을 차단하는 작용을 한다는 것이 분명해지면서 도파민 이론은 도전을 받고 있다.

전형, 비전형 항정신병 약물의 또 다른 차이점　1세대 약물이 심각한 부작용을 가지고 있는 데 비해 새로운 약물은 거의 그렇지 않다는 점이 두 약물의 주된 차이점이다. 1세대 약물의 부작용은 뇌와 척수의 일부분과 연결되어 특정 근육의 반사 운동을 조절하는 추체외로 시스템과 관련되어 있기 때문에 추체외로 시스템 관련 효과extrapyramidal system related effects: EPS로 알려져 있다. 부작용으로는 파킨슨병의 증상(진전과 경직), 정좌불능(들떠 있는 과잉활동 상태로 가만히 있는 능력 상실) 등이 있다. 또한 전통적 항정신병 약물을 고용량 사용하는 몇몇 환자는 불안, 적대감, 우울을 증가시키는 '신경이완성 불쾌 기분'을 경험할 수 있다. 이러한 이유로 많은 환자가 1세대 혹은 전형 항정신병 약물을 외면하기 시작했고 반대 캠페인을 벌이기도 했다. 그러나 이 약물도 새로운 약물만큼 효과적일 뿐 아니라 좀 더 저렴하며 일반의약품으로 사용될 수도 있다.

1990년대에 2세대 약물인 비전형 항정신병 약물은 시장에 출시되자마자 정신분열병 치료 약물로 선호되었다. 이 약물도 부작용이 있지만 EPS를 훨씬 덜 일으키기 때문에, 특히 청소년과 질병 초기 단계에서 기존의 약물보다 선호되고 있다. 이 약물이 작용하는 방식도 과거의 약물과 유사한 것으로 보인다. 국립정신보건원 National Institute of Mental Health이 지원한 최근의 연구에서는 1세대와 2세대 약물을 비교한 결과 항정신병 약물의 기전이 완전히 이해되지는 않았어도 두 약물의 효과가 유사한 것으로 나타났다.

2세대 항정신병 약물 중 가장 오래된 클로자핀(클로자릴)은 다른 약물에 반응하지 않은 경우에도 효과가 있는 것으로 알려져 있다. 또한 음성 증상(무감동, 사회적 철수, 정서 결핍)에 효과가 있는 유일한 항정신병 약물이다. 불행히도 클로자릴은 골수를 손상시켜 백혈구 결핍을 초래하는 과립구 결핍증과 같은 부작용을 가지고 있다. 과립구 결핍증에 대한 위험 때문에 클로자릴은 다른 약물에 반응하지 않는 경우에만 사용되며, 약을 복용하면서 정기적으로 혈액검사를 받아야 한다.

클로자릴이 1990년 미국에서 출시된 이후 정신분열병 치료에 효과적인 것으로 알려진 다섯 종류의 비전형 약물이 함께 사용되고 있다. 모든 약물은 잠재적인 부작용을 가지고 있다. 부작용이 없다는 것은 치료 효과도 없다는 것을 의미한다. 현재 대부분의 비전형 약물은 EPS 부작용을 일으키지 않지만 진정 작용과 혈당 증가나 당뇨병과 관련되어 체중을 증가시키기도 한다. 약물마다 가지고 있는 부작용은 서로 다르고 독특하다.

어떤 환자는 저용량의 전형 항정신병 약물과 같은 단일 유형의 약물에 잘 반응하지만 또 어떤 환자는 적절한 용량의 비전형 약물에 더 잘 반응한다는 점을 기억해야 한다. 그렇기에 약물치료는 환자마다 개별적으로 이루어져야 하고, 효과는 없고 부작용만 나타나는 약물의 복합 사용은 피해야 할 것이다. 특정 약물이 자녀에게 처방되면 당신은 담당 정신과 의사와 함께 치료의 모든 측면을 논의하고 권고 사항을 잘 숙지해야 한다. 발생 가능한 부작용에 대해 교육을 받고 적극적으로 치료에 참여함으로써 당신은 자녀를 더 잘 이해하고 잘 돌볼 수 있게 될 것이다.

약물치료에 대한 순응 처음 진단을 받은 환자는 자신이 아프다는 것을 믿지 않거나 혹은 몸무게가 증가하거나 입이 마르는 등의 부작용 때문에 어느 약이든 복용하지 않으려 할 수 있다. 경구 항정신병 약물치료는 입원 환자 중 15~35%, 외래 환자의 65% 이상이 거부하는 것으로 추정되고 있다. 약물 중단을 방지하기 위해 전형 항정신병 약물인 플루페나진(프롤릭신)과 비전형 약물인 리스페리돈(리스페달) 등 몇 가지 항정신병 약물은 효과가 오래 가는 주사제로 개발되었다. 주사제의 순응률은 2년 동안에는 85~90% 정도, 7년 동안에는 60% 정도로 추정되고 있다. 치료를 계속하지 않으면 재발 위험은 증가한다. 하지만 여전히 항정신병 약물은 가장 중요한 치료방법이 되고 있다. 따라서 정신의학의 주요한 연구 목표 중 하나는 부작용이 없으면서 정신병적 증상을 효과적으로 억제하는 항정신병 약물을 개발하는 것이다. 또 다른 목표는 양성 증상뿐만 아니라 음성 증상에도 효과가 있고 주의력이나 기억 문제 등 병과 관련된 인지 결함을 치료할 수 있는 약물을 개발하는 것이다.

기타 정신활성 약물치료나 생물학적 접근

정신분열병 치료를 위해 대부분 항정신병 약물을 우선 선택하지만 경우에 따라서는 다른 약물을 사용하기도 한다. 양극성 장애(조증 우울)의 치료를 위해 사용되는 천연 소금인 리튬은 분열정동장애나 정신분열병 치료를 위해 항정신병 약물과 함께 사용되기도 한다. 마찬가지로 우울 증상을 가진 정신분열병 환자에게는 항우울제가 처방되기도 한다. 이에 미국 식품의약국FDA은 청년층의 항우울제 사용과 연합된 자살 사고 및 행동의 위험이 증가할 가능성을 경고하면서, 이러한 약물을 복용하고 있는 아동이나 청소년을 주의 깊게 관찰할 것을 강조했다. 뇌파EEG가 비정상인 정신분열병 환자에게 항간질 약물(항경련제)이 효과가 있는 경우가 가끔 있지만, 계속 이 약물을 사용해야 할 정도는 아니다. 디아제팜(바리움)이나 클로르디아제폭사이드(리브리엄)와 같은 항불안제는 미국 식품의약국에서 공인한 정신분열병 치료제가 아니며 남용 가능성도 있지만, 공격적이고 흥분한 환자에게 도움이 된다.

전기경련 치료electroconvulsive therapy: ECT는 항우울제에 반응하지 않는 심각한 우울증 환자에게 효과가 좋다. 하지만 정신분열병 치료에는 별 효과가 없으며 심각한 긴장증 환자에게만 가끔 사용된다.

행동치료와 심리치료

정신장애의 치료에는 약물치료와 함께 다양한 치료가 이용되고 있다. 이러한 치료는 비신체적 치료로 불리는데, 그 이유는 신체적 상태보다는 개인의 심리나 행동에 목표를 두고 있기 때문이다. 비신체적 치료는 대인 간 의사소통을 포함하고 있어 '대화치료'라고 불리기도 한다. 정신분열병 환자에게 적합한 주요 접근을 간단히 개관하면 다음과 같다.

지지적 심리치료

지지적 심리치료는 정서적 경험을 새롭게 교정하고 이를 통해 환자를 회복시키고 안정성을 강화하며 건강한 문제해결 방법을 개발한다. 약물과 결합된 가벼운 수준의 지지적 심리치료가 정신분열병 환자에게 이용될 수 있다. 우울증 치료를 위해 개발된 단기 대인관계 심리치료interpersonal psychotherapy: IPT는 역기능적 대인관계 행동을 개선하기 위해 정신분열병 성인 환자에게 실험적으로 이용되기도 한다.

행동치료

행동치료의 초점은 부적응 행동에 있다. 행동주의자는 모든 행동이 학습되므로 학습된 행동은 없앨 수 있다고 전제한다. 따라서 행동주의자는 바람직하지 않은 행동이 학습, 즉 조건화되었다는 증거를 찾아서 그것을 바람직한 행동으로 대체하는 것을 목표로 한다. 병원, 특히 장기 입원 환자를 돌보는 기관에서는 사회기술을 가르치기 위해 '토큰경제'를 이용하고 있다. 이 절차는 활동 참여나 자기 조력과 같은 바람직한 행동을 보상하여 그 행동 빈도를 증가시키는 것이다. 사회기술훈련이 정신분열병 청소년에게 도움이 된다는 연구 결과도 있다.

인지치료와 관련 접근

인지치료는 매우 구체적인 문제에 초점을 두고 있는 구조화된 단기치료로서 환자와 치료자 간의 협동적인 노력을 통해 환자의 '생각하는 기술'을 향상시킨다. 이 치료는 우울증 치료에 주로 이용되고 있는데, 자신에 대해 부정적으로 생각하는 방식을 변화시키는 것이 그 목적이다. 일부 연구자가 정신병 환자의 치료 성과를 높이기 위해 인지교정치료cognitive remediation therapy: CRT의 활용을 연구하기 시작했지만 아직 정신분열병 치료에 널리 이용되고 있지는 않다. 광범위한 문헌에서는 환자가 주의, 학습, 기억 곤란을 경험하고 있기 때문에 환자의 인지 능력 강화에 초점을 둔 인지교정치료 훈련 프로그램이 수행을 향상시킨다는 것을 보여 주고 있다.

이와 같은 노력은 장래성 있는 접근방법으로 다른 뇌장애의 교정 치료에도 유사한 원리를 응용하여 사용될 수 있다.

인지치료와 행동치료가 결합된 인지행동치료cognitive-behavioral therapy: CBT는 사회기술훈련을 강조하는 포괄적인 치료의 일부로 정신분열병 환자에게 많이 이용되고 있다. 이 치료법은 전문가 사이에서 관심을 받고 있으며 환각과 망상의 치료에 성공적으로 응용되고 있다.

집단치료

전문치료자의 지도 아래 대인관계와 삶의 문제를 함께 다루는 집단치료는 어른보다는 또래와 함께 있을 때 더 편안해하고 또래의 비판에 더 잘 귀 기울일 수 있는 청소년에게 자연스러운 상황이 될 수 있다. 하지만 집단치료 중에 심약한 청소년과 분명한 증상이나 개성을 가진 청소년은 또래의 비웃음으로 인해 상처를 받을 수도 있다. 일부 정신분열병 청소년은 집단치료에 잘 적응하지만 그렇지 못한 청소년도 있다.

가족치료

심리치료사와 가족이 함께 참여하는 가족치료는 가출을 하거나 학교를 거부하는 십대의 경우처럼 역기능적 가족 문제를 가지고 있는 청소년을 위한 치료다. 또한 가족 내에서 십대 자녀가 제멋대로 행동하고 갈등을 일으키는 경우에 유용하다. 모든 가족치료는 가족 간의 바람직한 상호작용 방법을 가르치는 '심리교육'을 통해 가족 간의 갈등을 개선하려고 노력한다. 심리교육을 핵심으로 하는 가족치료는 정신분열병 환자가 있는 가족에게 도움이 될 수 있다.

약물치료와 심리치료의 결합

다양한 환자 집단에게 단일 치료보다 신체 및 비신체 치료를 결합시키는 것이 더 바람직하다는 연구 결과가 보고되고 있다. 2004년 3,079명을 대상으로 조사한 「소비자 보고서」에 의하면 약물이 증상을 빨리 경감시키기는 하지만 대화요법과 약물치료를 결합하면 효과가 크다고 한다. 어떤 응답자는 '대화 위주'의 치료가 '약물 위주'의 치료보다 효과가 크다고 보고했다. 1996년 정신의학 저널에서도 유사한 결과가 보고되었는데, 약물치료만 받는 환자의 40%가 증상을 완전히 극복하지 못했다는 뜻밖의 결과를 보여 주었다.

한 연구 집단은 한동안 정신분열병 환자에게 도움이 되는 치료가 무엇인지를 적극적으로 연구해 왔다. 그들은 심리적 및 사회적 요소를 통합한 '심리사회적' 중재와 약물치료를 결합했을 때 환자의 삶을 가장 효과적으로 향상시킨다는 것을 발견했다. 심리교육, 사회기술훈련, 가족치료, 인지행동치료를 포함하는 많은 비신체적 치료가 여기에 제시되어 있다.

입 원

남부의 유복한 가정에서 성장한 무남독녀인 에밀리는 생물학을 공부하기 위해 뉴욕에 있는 우수한 대학의 입학 허가를 받았다. 당시에는 누구나 당연하게 여겼을 정도로 에밀리의 학업적 재능은 뛰어났다. 하지만 첫 학기 내내 그녀는 수업과 식사를 중단했고, 방에서 엄청난 양의 과자를 먹어 댔다. 에밀리의 룸메이트는 그녀의 이런 모습을 이상하게 생각하여 지도교수에게 알렸다.

학교에서는 에밀리가 18세가 되지 않았기에 부모에게 즉시 학교를 방문하라고 통보하였다. 부모가 도착할 때까지 그녀는 학교보건소의 진료실에 머물렀다. 의사는 그녀가 몇 년간 마리화나를 다량 사용해 왔으며 부모를 감쪽같이 속여 왔다고 생각했다. 보건소 의사가 말한 것처럼, 그녀는 최근 '문제의 소지가 있는 생각'을 많이 해왔다. 사회사업가는 부모에게 "에밀리를 마지막으로 봤을 때와 조금 달라졌다는 것을 알 수 있을 겁니다."라고 말했다.

에밀리는 정말 변했다. 단정하지 못하고 더러웠으며, 몸무게가 많이 늘어서 옷이 작았고 세탁이 필요할 정도로 지저분했다. 부모가 에밀리를 집으로 데려가겠다고 주장하는 동안, 그녀는 부모를 '왕'으로 대했다. 에밀리는 FBI, CIA와 관련된 망상으로 고통받고 있었고, 그녀의 천연두 예방접종 처방전을 아버지가 훔쳤다고 확신하기도 했다.

학교보건소에서는 에밀리의 부모에게 대학병원에 딸을 입원시킬 것을 권했다. 에밀리는 병원에서 정신분열병으로 진단을 받은 후 비전형 항정신병 약물을 복용하기 시작했다. 30일 후 에밀리의 망상 증상이 감소되어, 부모는 그녀를 집으로 데려갈 수 있었다.

대부분의 급성 정신분열병 환자는 입원이 필요하다. 그리고 정의에 의하면 어떤 사람이든 첫 번째 정신증적 삽화를 갑자기 경험하게 된다. 만약 당신의 자녀가 정신분열병을 앓고 있는 것으로 의심된다면 가급적 초기에 빨리 병원에 입원시킬 필요가 있다. 당신이 경제적으로 여유가 있다면 사립기관을 선호할 것이다. 그렇지 않다면 아마 건강관리기관HMO에 연락하거나 보험회사가 승인한 병원의 치료를 이용하게 될 것이다. 당신이 이용할 수 있는 치료는 가입해 있는 건강보험에 의존하게 되며, 건강보험은 보험회사에서 규정해 놓은 다음의 서비스를 제공한다.

- 30일간의 정신과 입원 서비스
- 환자의 의료 팀 등이 동의하는 경우 30일 추가 이용
- 최대한의 입원 기간은 연간 60일로 제한
- 각 환자가 평생 받을 수 있는 최고의 보장 범위는 고용인이 공동 부담할 때 10만~100만 불이며 대부분의 건강보험은 50만 불 이상을 제공하고 있음

정신건강 관리에서의 장벽: 비용

2003년의 '약물 사용과 건강에 대한 국가조사National Survey on Drug Use and Health: NSDUH' 에서는 심각한 정신병을 치료하는 데 가장 큰 장벽은 치료비라고 보고했다. 조사에 의하면 590만 명의 심각한 정신병 환자 중 약 50%는 비용이나 보험 문제로 치료를 받지 못하고 있으며, 약 22%는 정신병 증상으로 인해, 그리고 7%는 강제적인 약물 복용의 공포에서 벗어나기 위해 치료를 피하는 것으로 보고되었다.

의회는 미국 내의 정신병 환자가 직면하고 있는 보험 문제를 해결하고자 1996년 정신건강평가조례Mental Health Parity Act를 통과시켰다. 이 조례는 정신장애에 대해 내과 및 외과 질환과 동일한 정신건강 혜택을 제공하기 위한 것으로, 6년간 혹은 2002년 12월 31일까지 효력을 갖는다. 이 조례는 의료보험기관이 연간 혹은 생애에 걸친 정신건강 보장 금액을 내과 및 외과의 보장액보다 낮게 책정하는 것을 금지하는 연방법이다. 현재 내과 질병의 평생 한도가 100만 불인 데 반해 정신건강과 관련된 평생 한도는 10만 불에도 미치지 못하고 있다.

조례가 최소한의 비용을 보장하고 있긴 하지만, 전체 보험료는 약 1.4% 증가된 것으로 추정되고 있다. 미국공공건강협회American Public Health Association는 기존의 금액 한도에 대해 입원한 일수나 외래 방문 횟수를 임의적으로 제한하는 대체방법을 통해 전체 보험의 87%가 법의 정신을 위반하고 있다고 보고하였다. 조례의 효력이 종료되었을 때, 당시 국회는 새로운 법안을 통과시키는 데 실패했으며 조례를 2003년까지 1년 연장하는 것으로 결론 내렸다. 국립정신건강협회와 같은 옹호 단체는 현재 폴 웰스톤 정신건강평가조례Paul Wellstone Mental Health Parity Act라고 불리는, 아직 법률로 제정되지 못한 법안의 통과를 지속적으로 국회에 제안하고 있다.

비용 문제에 더하여, 병원 입원과 관련된 제한 규정으로 인해 또 다른 문제에 봉착할 수 있다. 몇 년간 병원에 장기 입원을 하여 정신분열병을 치료하는 것이 최상의 치료방법이다. 하지만 더 이상은 그렇지 않다. 재정적 · 정치적 이유로 인해 오늘날 입원치료는 다음의 경우에만 허용되고 있다.[1]

1 역자 주: 우리나라의 경우 보호 의무자 2인의 동의에 의한 입원, 자의 입원, 정신과 전

- 진단과 약물치료 효과의 안정화
- 자살이나 살인 관련 사고를 가진 환자의 안전
- 음식, 주거, 개인 위생 등 기본 욕구를 돌볼 수 없는 해체되고 기괴한 환자

원칙적으로 병원 입원은 퇴원 후의 주거, 자기 돌보기, 외래치료, 학교나 직업에 대한 계획이 모두 원상회복될 수 있도록 환자의 삶을 계획해 주며, 환자와 가족에게 질병과 관리에 대한 교육을 철저히 제공한다. 병원에 입원해 있는 동안 환자는 스트레스가 상대적으로 적은 상황에서 일상 활동을 구조화하는 방법을 배울 수 있다. 입원 기간은 환자의 장애 심각도, 이용 가능한 외래치료 환경, 환자의 보험 적용 범위 등에 따라 달라진다.

특히 정신분열병 환자가 자신의 문제를 인정하지 않아 비자발적으로 입원해야 하는 경우에는 입원이 더욱 어려울 수 있다. 정신분열병 자녀를 둔 케이트는 자녀를 지역 병원에 강제로 입원시키는 경우에는 지역 경찰에 전화해야 한다고 지적했다. "쉽진 않겠지만 가능하다면, 우선 경찰에게 아이가 제정신이 아니라는 것을 납득시켜야 해요. 다음에 당신은 EMT(경찰에 의해 호출되는 구급차 담당인 응급의학 전문가)에게 아이가 정신병이라는 것을 확인시켜야 해

문의의 진단에 의한 입원이 6개월 이내의 기간에 한해 가능하다. 6개월이 지난 후에도 계속하여 입원이 필요한 경우에는 시 · 군 · 구청장에게 계속 입원치료에 대한 심사를 청구하여야 한다(정신보건법 제23조, 제24조 참조).

요. 더 어려운 것은 병원 의사에게 아이의 입원 허가를 받아야 한다는 점입니다."

18세 이상의 정신분열병 환자에게 이러한 절차를 적용하는 것은 대단히 복잡하고 힘들다. 케이트는 "법률상 아이가 18세 이상이 되면 부모는 아이에 대한 법적 권한이 없지요."라고 말하고 있다.

보통 정신분열병 청소년은 어려움에 빠질 경우 스스로를 돌볼 수 없기 때문에 부모와 함께 산다. 하지만 부모가 입원이 필요하다고 결정하면 자녀는 입원을 해야 한다. 또 경찰이나 EMT가 그를 데려가지 않거나 병원에서 그를 입원시키지 않을 수도 있다. 불행하게도 정신분열병은 회복과 재발이 반복되는 질병이다. 환자에게 특정 스트레스나 어려움이 있는 시기에 입원이 필요할 수 있다. 부모는 이러한 입원 절차에 필요한 기술을 알아둘 필요가 있다. 그러한 기술이 필요할 때가 있기 때문이다.

부모는 무엇을 할 수 있는가

부모는 사전에 모든 관련 정보를 수집할 수 있다. 예를 들어, 자신의 건강보험에 대하여 상세하게 알아두고, 거주하고 있는 주의 비자발적 입원에 대한 기준과 함께 입원을 위한 절차가 무엇인지 확인할 수 있다. 정신병원 등 입원기관과 법원의 직원은 NAMI의 지역 지부, 주 및 지방의 정신건강기관과 같은 그 지역에 대한 정보를 보유하고 있다. 또 다른 중요한 정보는 당신이 거주하고 있는 주에서 정하고 있는 '위험'에 대한 정의다. 환자가 입원을 거부하는 경우에는 입원 결정에 적용되는 기준을 이용할 수 있다. 당신이 사는 주에서는 누군가를 위협하거나 실제 상해를 입혔을 경우 비자발적 입원이 가능한가? 풀러 토리가 지적한 것처럼, "많은 정신분열병 환자 가족은 살아남기 위해 나중에는 아마추어 법률가가 된다!"

어떤 부모는 공개 토론을 통해 자녀가 치료를 위해 충분한 기간을 입원할 수 있도록 보험회사를 설득하는 데 필요한 '아마추어 법률가'의 기술을 익힐 수도 있을 것이다. 병원의 입·퇴원과 관련된 의사결정에서 가장 큰 목소리를 내고 있는 정치인과 병원 행정관, 보험회사가 당신에게 말하는 것에 개의치 말라. 프랭크는 병에 걸린 아들의 입원 기간을 이틀 추가하여 총 40일로 연장하기 위해 보험회사와 이틀 내내 통화했다. 환자가 구세주 망상을 가지고 있었지만 보험회사는 추가 입원에 반대했다. 이에 프랭크는 주립 보험위원회에 이 사례를 통보하겠다고 위협하여 그들을 설득할 수 있었다. 그는 모든 부모가 해당 지역에 있는 보험회사를 감독할 책임을 가진 기관의 이름과 연락처를 알아두어야 한다고 지적하고 있다.

외래치료

입원은 환자의 보험 적용 범위에 따른 제한이 있어 대부분의 정신분열병 환자가 외래 기관을 통해 치료받고 있다. 다른 기관에 비해 더 좋은 서비스를 제공하는 기관이 있고, 외래 클리닉마다 서비스의 질이 다를 수 있다. 모든 부모는 자녀가 퇴원한 후 적절한 치료를 받고 있는가를 확인하기 위해 주의 깊게 지켜볼 필요가 있다.

몇 년 전까지 정신분열병 치료는 환자가 외래 클리닉에서 장기간의 치료를 받으면서 병원 밖에서 생활할 수 있게 되면 성공적인 것으로 생각해 왔다. 하지만 이제는 많은 정신분열병 환자가 지역사회 속에서 생활하는 것을 당연하게 여기고 있다. 정치적이든 경제적 문제든 병원에서 조기 퇴원하는 경우, 대부분의 환자는 여전히 증상을 가지고 있으며 때때로 적응하는 능력이 없을 수도 있다. 따라서 외래치료가 담당해야 할 역할은 매우 중요하다.

원칙적으로 외래 클리닉에서는 정규 치료나 심리적 · 사회적 관심을 결합한 치료를 진행할 수 있는 상담가나 치료자에게 각 환자를 할당한다. 외래 클리닉은 정신분열병 환자를 위협할 수 있는 일상적인 문제에 대한 실제적이며 현재 중심적인 접근의 치료를 강조한다. 주 1회의 방문에서 초점을 두고 다루는 것은 직업훈련과 구직, 친구 사귀기 혹은 가족과 잘 지내기와 같은 개인의 삶을 향상시키는 방법 등이다. 정신과 의사가 이러한 기능을 담당하고 있고 간호사나 재활상담가 같은 정신건강 전문가가 역할을 수행하고 있지만, 심리학자와 사회복지사가 환자의 치료자로서 가장 많은 도움을 제공한다.

한 가지 고려할 점은 정신분열병 환자가 이용할 수 있는 다양한 외래치료의 효과를 확인하는 것이다. 하지만 그러한 경우는 드물다. 유감스럽게도 미국 내의 우수한 정신건강 클리닉은 정신분열병 환자가 이용할 수 있는 바람직한 서비스 개발을 선호하지 않는다. 그 이유는 치료자가 의식이 맑고 통찰력이 있으며 '문제를 인식'하고 있는 환자와 상담하는 것을 더 선호하기 때문이다. 그들이 치료 경과가 좋고 중대한 위기를 겪을 가능성이 적기 때문이다. 행정담당자는 위원회의 보조금을 계속 받기 위한 보고서를 작성하기 위해서라도 치료 효과가 좋을 것으로 예상되는 환자를 선호할 수 있다. 이것은 제한된 자원을 균형 있게 할당하지 못하고 문제를 일으킬 수 있다. 만약 클리닉이 '문제를 인식'하고 있는 환자에게만 대부분의 시간을 할애한다면 심각한 정신병 환자를 위해 남겨진 시간이나 자원은 없을 것이다. 그런데 이러한 일이 미국의 많은 정신건강 프로그램에서 일어나고 있다.

정신분열병을 포함한 심각한 정신병 환자를 위한 외래 서비스가 부족한 데에는 역사적 이유도 있다. 1963년 존 F. 케네디 대통령은 지불 능력이 없는 환자를 위한 지역정신건강센터CMHC의 설립을 규정하고, 전국에 걸쳐 포괄적인 정신건강센터를 설립하는 지역정신건강센터 건립조례Community Mental Health Center Contruction Act(PL 88-164)에 서명했다. CMHC 운동은 정신병이 생각보다 더 흔하다는 생각과 함께 문명사회라면 발병 초기에 치료를 통해 정신의학적 장애를 없앨 수 있을 것이라는 인식에서 생겨났다. 이러한 의욕적 목표를 성취하기 위해 법령은 각 지역사회가 입원, 외래, 부분입원, 응급 대책과 교육적 서비스를 제공하도록 했다. 주요 목표는 이미 발병된 사람의 치료보다는 정신병의 예방에 있었다. 1960년대에는 정신과 치료에 대한 CMHC 모델이 꽤 그럴듯해 보였다. 하지만 예방에만 관심을 두는 것은 심각하고 지속적인 만성 정신병 환자의 욕구에 부합되지 않는다는 사실이 곧 입증되었다. 대부분의 정신분열병 환자가 이에 해당되었지만 CMHC 운동은 그들을 배제하였다.

낙관주의와 희망 속에서 탄생한 CMHC 운동은 대부분 센터가 적절한 재원을 확보하지 못하면서 이후 20년 동안에 빠르게 쇠퇴하였다. 관리의료managed care가 출현하면서 CMHC는 공룡이 멸종하듯 사라져 갔고, 치료가 쉬운 '문제를 인식'하고 있는 환자만 다루던 영리 목적의 외래 클리닉도 사라져 갔다. 관리의료는 의료비용을 낮춰 결과적으로 환자에게 도움을 주었다. 그리고 경비 절감을 통해 수익에 초점을 둔 '사업 모델'을 적용하였다. 그러나 정신분열병과 같은 만성 환자는 시간이 부족하다는 이유로 인해 관심에서 멀어져 갔다. 관리의료는 직업이 없고 재입원이 필요한 정신분열병 환자를 강도 높게 치료하는 것보다 직업을 가진 가벼운 우울증 환자를 외래에서 단기치료를 하며 돌보는 것이 비용 면에서 효과적이라고 생각했다. 〈표 3-2〉에서 볼 수 있는 것처럼, 입원은 외래 방문보다 훨씬 비싸다. 이것이 관리의료에서 만성 정신분열병 환자에게 비용을 지불하지 않으려고 하는 중요한 이유다. 또 다른 이유는 관리의료의 수익이 치료비용으로 한정되면서 반복 입

표 3-2 2004년 정신과 치료의 비용 형태*

입원 환자 서비스(진찰료 제외)	외래 환자 서비스
1일 기준 607~750불	예약: 1회 방문 기준 180불 응급: 1회 방문 기준 250불

*이 표는 뉴욕 시의 경우로, 다른 도시 비용의 약 120% 정도로 가정되는 코네티컷과 뉴저지를 제외한 나머지 도시 비용의 약 125% 정도에 해당된다.

원이 필요한 정신분열병 환자를 치료하는 것으로는 이익을 남길 수 없다는 것이다.

부모는 무엇을 할 수 있는가

정신분열병 청소년에게 적합한 외래치료 프로그램을 찾기 위해서는 우선 지역 내에 있는 NAMI나 NMHA의 직통 긴급전화에 전화할 수 있다. 정신분열병 아들을 둔 바바라는 이것이 아무리 강조해도 지나치지 않을 만큼 중요하다고 말한다. 그녀는 몇 년간 NAMI의 가족연합 지역 본부에 가입해 있었는데, 이를 통해 광범위한 경험을 가진 전화 상담원이 이 병을 잘 다루는 특정 클리닉에 대한 정보를 가지고 있다는 사실을 알게 되었다. 사전에 이러한 정보를 알게 되면 많은 시간과 스트레스를 줄일 수 있을 것이다.

부분입원 혹은 집중적인 외래치료

어떤 정신병원은 중간 정도의 단위를 유지하면서 입원보다는 강도가 낮지만 일주일에 한 번 방문하는 외래 클리닉보다는 강도가 높은 치료를 제공한다. 이 치료를 받는 동안 환자는 일주일에 5일간 하루에 최대 약 6시간의 서비스를 제공하는 낮병동 프로그램에 참여할 수 있다. 이러한 프로그램은 '부분입원' 혹은 '집중적인 외래' 치료라고 불린다. 비용은 입원하는 것보다 저렴하지만 보장한도에 대한 보험회사의 판단에 따라 지급되고 있다. 또한 프로그램의 참여 기간에 대한 제한도 있다. 환자는 대략 최대 6주간 치료를 받을 수 있다. 프랭크는 보험회사가 아들의 자해 위험을 인정하지 않아 5일 이상의 입원비 지급을 거절했을 때 입원 대신 집중적인 추후치료로 비용을 대체하여 보험금을 지급받을 수 있었다. 이제 프랭크는 아들이 약물치료를 중단하는 경우 더 이상 경찰에 전화하여 입원시키지 않겠다고 말한다. 대신 그는 보험회사에 전화해 집중적인 외래치료가 훨씬 더 저렴하다는 것을 상기시켜 부가적인 집중적 추후치료를 받겠다고 말한다.

치료의 연속성

부모는 치료를 시작하는 시점에서 치료의 연속성을 보장하고 유지할 것을 강력히 요구할 수 있다. 정신분열병 환자를 위한 치료비는 너무 비싸서 계속 치료받기 힘들다. 치료의 연속성이란 한 사람 혹은 팀이 환자의 정신과적 치료에 대한 책임을 가지고 있어 X 병원, Y 외래 클리닉, Z 심리사회적 모임 등 지역사회 내의 어디를 가든 문제없이 서비스를 받을 수 있는 경우를 말한다. 마거릿 무어만Margaret Moorman은 18세에 정신분열병으로 진단받은 자신의 큰언니 샐리에 대한 책 『언니의 보호자(*My Sister's Keeper*)』에서 엄마의 사망 후 수백 마일 떨어져 살고 있는 언니에 대해 자신이 감당해야 했던 책임을 언급했다. 무어만은 엄마의 사망 전부터 언니를 지속적으로 보호하는 유일한 방법이 사례담당자인 사회복지사 론다라는 것을 알고 있었다. 론다는 재정 관리부터 아파트 입주와 입원에 이르기까지 다양한 방법으로 샐리를 도왔다.

론다가 제공한 서비스의 핵심은 연속성에 있다. 론다는 샐리의 생활환경이 달라져도 항상 같은 자리에 있었다. 론다의 경우와 같은 사례관리는 부모가 객관적인 치료 목표를 세우고 관심을 기울일 수 없을 때 환자의 요구에 부합하는 개인 서비스를 제공할 수 있다. 부모는 항상 자녀의 삶에 정서적으로 관여해 있다. 따라서 특히 환자의 치료라는 측면에서 정서적인 어려움을 수반하는 경우와 같이 정서적인 부분이 치료를 결정할 때는 부모가 자녀에게 최선의 결정을 내리기 어려울 수 있다. 이러한 과정에서 론다와 같은 전문가는 이성을 유지하도록 도움을 줄 수 있다.

연속성이 있는 적절한 치료를 제공하는 프로그램은 매우 적지만, 어떤 주에서는 장기 환자에게 적합한 '사례관리' 서비스를 제공하고 있다. 거주하고 있는 주나 지역에서 그와 같은 서비스를 이용할 수 있는지 빨리 알아보는 것이 바람직하다. 이러한 프로그램은 널리 알려져 있지는 않지만 분명 존재한다. 당신 지역에 있는 NAMI와 NMHA의 지회에서 이용 가능한 서비스를 알려 줄 수 있을 것이다.[2]

대학 첫 학기에 정신분열병으로 진단된 에밀리를 위한 치료의 연속성은 가족이 직면한 치료적 과제를 헤쳐 나가는 방법을 알려 준다.

뉴욕에 있는 병원에서 퇴원하고 천 마일이나 떨어진 작은 서부 도시에 있는 집으로 돌아온 후 어디에서 치료를 받아야 하는가는 에밀리와 가족의 중요한 문제였다. 에밀리의 부모는 병원 의사뿐만 아니라 지역 지부의 웹사이트를 통해 NAMI 지부에서 제안한 충고를 많이 수용하였다. NAMI는 지역 병원에서 운영하는 클리닉에 가 볼 것

2 역자 주: 우리나라의 경우 서비스 범위나 정도에 차이가 있기는 하나 정신보건 전문요원이 근무하고 있는 각 지역의 정신보건센터나 보건소, 사회복귀시설, 정신재활센터 등에서 서비스를 이용할 수 있다.

을 권했고, 에밀리와 가족이 집에 도착한 바로 다음 날 클리닉 직원과 인터뷰하도록 권했다. 사회복지사, 행정관, 정신과 의사 등 직원은 싹싹하고 호의적이었지만, 부모는 자신의 보험으로 이용할 수 있는 서비스의 한계에 충격을 받았다. 에밀리는 1년에 최대 100회기의 치료에 참여할 수 있었다. 상담을 위한 사회복지사 방문, 약물 처방을 위한 정신과 의사의 진료, 응급실 이용은 모두 연간 최대 이용 횟수 내에서 이루어져야 했다. 에밀리의 부모는 매회 45분씩 일주일에 2회 외래를 방문하는 것으로는 충분하지 않다는 것을 알고 있었다.

에밀리의 부모는 상황이 비슷한 다른 부모의 경험을 배우기 위해서 정신장애를 가진 청소년 부모를 위한 NAMI의 지지집단 모임에 참석하기로 했다. 곧 그들은 주 정신건강 부서의 지부와 연락하여 심각한 정신병 환자를 위한 더 우수한 외래치료를 받을 수 있었다.

그 외의 치료: 정신의학적 재활

심각한 정신병 치료의 괄목할 만한 발전은 '정신의학적 재활' 이라는 목표 아래 전문화된 기관에 대한 관심이 증가되었다는 점이다. 다시 말해, 회복이 약물치료를 통한 증상 감소보다는 사회적 기능과 직업 기능의 향상에 더 많이 의존한다는 것이 기본 가정이다. 비록 회복을 설명하는 통일된 정의가 있는 것은 아니지만, 미국의 공중보건 국장은 다음과 같이 말한다. "가장 소중한 메시지

부모가 부모에게 주는 조언: 치료에 대해 우리가 알아야 할 것

- 자녀가 약물을 통해 안정되는 데 몇 주 혹은 몇 달이 걸리더라도 좌절하지 말라. 대부분 하루나 이틀 만에 효과가 바로 나타나기를 기대한다. 하지만 효과가 나타나려면 실제로 꽤 오랜 시간이 걸린다.
- 아이가 약물로 안정을 찾은 경우에도 스트레스를 받으면 다시 악화될 수 있고, 복용량에 대한 적응도 필요하다. 부모는 스트레스 상황을 예견하고 그 시기에 나타나는 증상을 주시할 필요가 있다.
- 자녀가 '통찰력 부족'으로 자신이 아프다는 것을 진정으로 깨닫지 못할 수 있다는 사실을 절대 잊지 말라. 이 경우 정신분열병의 전체 증상에 초점을 두기보다는 불면증과 같은 특정 증상을 치료받도록 자녀를 격려하는 것이 도움이 된다.
- 자녀를 완치시킬 수 있는 병원을 오랜 시간을 들여 찾지 말라. 그러한 곳은 매우 적고 매우 비싸다. 게다가 환자가 입원을 거부할 수도 있다.
- 최상의 치료를 찾는 것을 포기하지 말라. 돈이 많지 않다면 힘들 수도 있지만 결국 적절한 치료를 찾게 될 것이다.
- 당신이 자녀와 함께 치료에 참여하는 것을 거절하는 의사나 치료자에게 시간을 낭비하지 말라. 당신이 치료에 참여하는 것을 원하지 않는다면 다른 치료자를 물색하라.
- 과거의 실패한 치료 경험을 통해 알게 된 사실을 두려워 말고 의사에게 말하라.

는 심각한 정신병을 가지고 있더라도 의미 있는 삶을 살 수 있고 회복이 가능하다는 희망입니다. 회복을 위해서는 의학 모델에 입각한 증상 완화에 먼저 초점을 두는 대신 자아존중감 및 정체감의 회복과 사회에서 의미 있는 역할에 폭넓게 참여하는 것에 중점을 두어야 합니다."

정신과 환자와 부모가 뼈저리게 깨닫는 것은 단지 비전형 항정신병 약물을 처방받기 위해 몇 주에 한 번 클리닉을 방문하는 것이 정신분열병 환자, 특히 새로 진단받은 환자에게 전부가 될 수 없다는 점이다. 심각한 정신병을 가진 환자에게 약물치료만큼 반드시 필요한 것이 궁극적인 회복을 이끌 수 있는 일상 활동이다. 병이 없는 사람과 마찬가지로, 병으로 진단된 십대도 학교를 마치고 경력을 쌓고 사회 기술을 개발하여 자신의 병을 가지고 살아가는 방법을 배우고 성인이 되어 취업에 필요한 기술과 자격을 갖출 필요가 있다.

『정신분열병으로부터의 회복(*Recovery in Schizophrenia*)』의 저자인 정신과 의사 스티븐 마더Stephen Marder는 2004년 10월 미국정신의학회가 후원한 회의에서 정신재활의 원리에 대하여 발표하였다. 마더는 회복을 목표보다는 과정으로 정의하고, 환자가 병의 어떤 단계에 있는가에 상관없이 직업을 유지해야 한다고 보고했다. 개인에게 증상이 있든 없든 회복에 있어 치료의 초점은 망상과 환각 같은 증상의 제거보다는 기능적 결과에 두어야 한다는 것이다. 그가 언급한 것은 아니나, 당시 정신분열병 환자 중 약 20%만이 어떤 종류든 직업을 가지고 있었다. 마더는 환자의 사회 기능과 직업 기능을 희생시키는 약물치료를 지나치게 강조하고 있는 정신의학을 비판했다. "증상을 가진 상태로 회복될 수 있습니다. 환각을 경험하고 있고 의심하는 사고를 가지고 있는 사람도 일할 수 있고 회복될 수 있습니다……. 환자와 가족은 (치료의) 회복 모델을 요구하고 있으며 우리는 그에 응할 필요가 있습니다."

정신재활 프로그램(정신사회재활 프로그램이라 불리기도 한다)은 정신분열병에 효과적인 다음과 같은 프로그램을 제공하고 있다. 이 프로그램은 질병의 다양한 측면에 영향을 미칠 것으로 생각되는 요소를 포함하고 있다.

- 질병교육은 환자가 자신의 병이 어떤 것이고 그 결과로 예상되는 핸디캡은 무엇인지를 배우며, 질병이 진행되는 각 단계마다 잘 적응할 수 있도록 적합한 대처 기술을 교육하는 것이다.
- 가족 중재는 환자와 가족이 다른 사람과 함께 살아가는 방법과 질병의 파괴적 측면을 관리하는 최상의 방법을 배우는 것이다.
- 취업 지원은 정신분열병 환자가 인턴십 등을 통해 직장에서 적응하는 방법을 배울 기회를 제공하는 것이다.
- 사회기술훈련은 환자가 병에 걸렸다는 사실을 알고 있는 사람뿐만 아니라 모르고 있는 사람과 상호작용하는 방법을 배우는 것이다.
- 인지행동치료CBT는 환자의 자기 파괴적인 태도('절망적이야.' 혹은 '결코 직업을 가질 수 없을 거야.')를 보다 적응적인 태도('직장을 구하는 방법을 배울 수 있을 거야.')로 대체하도록 교육하는 심리치료의 한 종류다. CBT에서는 분노, 불안, 스트레스를 관리하는 기법과 사회 기술을 모두 가르친다.

이러한 정신분열병 치료의 정신의학적 재활 모델은 환자 개개인에 초점을 맞춘 회복 목표에 따라 약물치료와 적절히 결합될 수 있다. 마더는 "환자가 치료를 위해 수립한 목표에 적극적인 협력자가 되고 중심적인 역할을 해야 합니다."라고 말하고 있다. 평생 회복되지 않더라도 회복은 장기적인 과정이며, 심리사회적 치료 효과는 단기간에 나타나지 않는다. 특히 '목소리'와 같은 환청을 함께 조절해야 한다면 직장이나 모임에서 적절히 행동하는 방법을 배우는 데에 많은 시간이 걸릴 것이다. 가장 중요한 것은 직업이다. 마더는 "내가 경험했던 치료 중 시간제 직업만큼 효과적인 것은 없었어요."라고 말한다. "정규적으로 동료와 상호작용하는 것만큼 자아존중감과 사회적 통합에 많이 기여하는 것은 없지요. 그리고 상관에게 긍정적으로 평가받고 일에 대한 대가를 받는 것만큼 환자를 강화하는 것은 없습니다."

자기주장공동체훈련

심각한 정신병에 대한 재활을 지향하고 있으며 주정부 및 연방정부 공무원의 관심을 끌고 있는 치료가 바로 자기주장공동체훈련Assertive Community Treatment: ACT 혹은 자기주장 지역사회치료 프로그램Program of Assertive Community Treatment: PACT이다. ACT는 병원 밖에 있는 심각한 정신병 환자를 관리하여 정신병에 압도되지 않고 생활할 수 있도록 도와준다. 이를 위해 보통 직업상담사와 물질남용 전문가로 구성된 정신건강 전문가 팀이 소수의 사례를 공동으로 담당한다. 모든 치료는 환자의 가정, 직장, 교도소, 노숙자 쉼터 등 지역사회 내에서 이루어진다. 하루 24시간, 일주일 내내 환자가 필요한 시간만큼 서비스를 이용할 수 있으며 가족도 ACT 프로그램을 얼마든지 이용할 수 있다.

ACT는 위스콘신에서 시작되었는데, 재발이나 입원의 필요성이라는 측면에서 볼 때 매우 효과적이라는 것이 연구를 통해 입증되고 있어 다른 주에서도 많이 채택하고 있다. 지역사회 치료 모델인 ACT는 증거에 기초한 서비스evidence-based service: EBS로 간주되고 있는데, 이는 주정부와 연방정부가 비용을 지불한다는 것을 의미한다. ACT는 NAMI의 열렬한 지지를 받고 있으며 정부 웹사이트를 통해 적극적으로 홍보되고 있다. ACT 프로그램은 십대보다는 입원 경력이 매우 많고 모든 종류의 치료에서 실패한 나이 든 환자에게 더 적합한 것 같다. 아직 이 프로그램은 사람들에게 낯설며 폭넓게 시행되고 있지도 않다. ACT 서비스를 제공하는 주에 대한 정보는 부록 2를 참조하라.

점프스타트: 정신의학적 재활 프로그램 모델

보스턴 매사추세츠에 거점을 두고 있는 점프스타트Jump Start는 정신의학 장애를 가진 16~26세의 청소년을 위해 2002년에 개발된 직업개발 및 멘토링 프로그램이다. 이 프로그램은 증상 통제에 중점을 두는 전통적인 정신건강 관리자의 장기간 감독이 필요한 정신분열병 청소년을 대상으로 한다. 그들 중 대부분이 아동 정신건강 시스템의 지원 대상 연령에서 제외되어 지원을 받지 못하고 있다. 점프스타트는 그러한 청소년이 학교에서 질 높은 직장이나 대학으로 진출하는 데 필요한 기술과 자기 확신, 교육을 받을 수 있도록 지원하고 있다. 이 프로그램은 세 가지 특징을 가진다.

- 점프스타트는 '클리닉'에서 이루어지는 '집단치료'와 달리 대학 캠퍼스에서 진행되고 있어, 장애라는 오명 때문에 클리닉을 찾지 않아 증상이 악화될 수 있는 젊은 참여자의 흥미를 끌고 있다.
- 점프스타트는 낙후된 환경에서 최저임금을 받는 일자리보다 흥미를 느낄 수 있는 직업을 선택하도록 학생을 격려한다.
- 점프스타트에서는 모든 학생에게 멘토가 배정된다. 멘토는 지역사회에서 정신의학적 장애를 가지고 독립해 생활하면서 바람직한 직업을 가진 성인이다. 즉, 멘토는 법률, 사업, 연구, 복지사업, 예술 분야에서 일하고 있는 사람으로 구성된다.

점프스타트의 목표는 학생이 졸업, 구직, 대인관계, 쇼핑이나 세탁과 같은 '정상적인' 생활 경험을 또래와 동일하게 경험하게 하여 희망, 믿음, 자기 확신, 자기효능감을 촉진하는 데 있다. 멘토의 지원으로 학생은 컴퓨터 수업, 고등학교 졸업인증을 준비하는 GED(졸업인증증서) 수업, 직업 개발 촉진을 위한 기술 수업 등으로 구성된 한 학기 수업을 이수하게 된다. 학생과 교직원, 멘토는 자아존중감을 증진시키도록 구성된 야유회와 이벤트를 계획하고, 심각한 정신장애를 가진 사람도 정상적인 일상 활동에 참여하는 것이 중요하다는 사실을 알려 준다. 이러한 활동에는 도보여행, 자선걷기대회, 푸드뱅크에서의 자원봉사, 스포츠 행사 참여 등이 포함된다.

이 프로그램의 개발자가 얻은 가장 중요한 교훈은 점프스타트가 반드시 필요하다는 점이다. 점프스타트의 매니저인 사회복지사 알렉산드라 바워스는 어린 자녀를 위해 이와 유사한 프로그램을 찾는 부모의 전화를 수시로 받고 있다. 바워스는 점프스타트에서 공부하는 것이 인생의 닻과 같다고 말하고 있다. 그들은 대학에서 이력서 작성, 면담, 기초 컴퓨터 능력, 직업 연수, 장기간의 구직 계획에 대한 실제적인 수업을 받는다. 멘토 프로그램은 매우 효과적인 이점을 가지고 있다. 멘토는 정신장애에도 불구하고 생산적인 삶을 사는 방법을 스스로 배운 사람으로, 물질남용과 치명적인 성 행위를 피하는 방법 등 정신병을 가진 사람에게 꼭 필요한 문제해결 방법을 자신이 담당한 사례에 적용할 수 있다. 또한 멘토는 자신의 경험을 통해 치료를 방해하는 자기 패배적인 반항심을 이겨내도록 도울 수 있다.

프로그램의 성공과 긍정적인 피드백에도 불구하고, 점프스타트는 1년 이상 안정적으로 프로그램을 운영할 수 있는 기금을 확보하지 못하고 있다. 프로그램이 단지 하나의 장애—정신병적 질병—에만 초점을 두고 있어서 장애를 가진 모든 사람이 보편적으로 이용할 수 없기 때문에 지속적인 기금 모금에 어려움을 겪고 있다. 하지만 이 프로그램이 여전히 존재하고, 운영 중에 있으며 정신분열병 청소년의 증상 제거보다는 회복을 지향하는 효과적인 프로그램 개발이 뒤따를 수 있도록 모델을 확립했다는 점을 강조하고 싶다.

미국의 기타 재활 프로그램 모델

미국의 몇몇 프로그램은 정신분열병을 포함한 심각한 정신병을 가진 사람에게 특별한 심리사회적 재활 서비스를 제공하고 있다. 대표적으로 다음과 같은 프로그램이 있다.

- 캘리포니아–The Village(www.village-isa.org): 지역통합 서비스The Village Integrated Service Agency는 로스앤젤레스의 정신건강협회가 운영하는 프로그램이다. 이 프로그램은 정신분열병 환자에게 풍부한 서비스를 제공하고 있는데, 특별기금을 기반으로 하는 통합적인 서비스 운영권을 놓고 주 전체가 경쟁에 참여하여 결정된다. 목표는 자기 돌보기, 가족 지원, 동료 지원, 지역사회 참여 등을 통해 회원이 '지역사회에서 생활하고 배우고 사회화되며 일하는 것'을 가능하게 하는 데 있다. 모든 회원이 직업을 가지도록 장려하고, 근무할 때 개인별 지원 서비스를 제공한다. 프로그램이 지역사회를 기반으로 치료를 제공하면서 값비싼 입원의 필요성을 낮추고 경비를 절약하고 있다.

- 미시간–The Michigan Supported Education Program(www.ssw.umich.edu/sed/): 미시간 교육지원 프로그램은 처음에 디트로이트 지역의 성인 정신장애인을 지원하기 위해 구성된 연구 프로젝트에서 시작되었다. 현재 이 프로그램은 디트로이트와 디어본에 있는 두 대학에서 성공적으로 진행되고 있으며 심각한

정신병을 지닌 성인이 자신이 선택한 직업 및 교육 목표를 향해 공부하고 지역 학교에 입학할 준비를 하도록 돕고 있다. 프로그램은 개인의 목표 성취에 필요한 교육 및 사회 기술을 참여자가 갖출 수 있도록 구성되어 있다. 그 내용은 교육환경과 스트레스 관리에 대한 대처를 포함한다. 참여자는 정신병 환자로 생활하는 대신 학생으로 대우받고, 그런 과정을 통해 치료된다. 점프스타트처럼 미시간 프로그램도 기금이 줄어들면서 문을 닫아야 할 상황이다. "불행하게도 교육 지원에 대한 경험적 증거가 많아지고 있음에도 불구하고 소수의 정신의학 재활기관에서만 이 프로그램을 채택하고 있다."며 프로그램의 기획자는 유감을 표현했다. 기금이 줄어들고 있어도 기획에 참여하고 있는 사람은 프로그램의 가치를 확신하고 있으며 그들의 역할을 계속해 나가고 있다. 그들은 관심을 가지고 있는 환자에게 조언을 제공해 줄 것이다.

- 뉴잉글랜드 남부–Vinfen(www.vinfen.org): 1977년부터 뉴잉글랜드에서 정신장애를 가진 사람에게 주거 및 기타 서비스를 제공해 온 사설 비영리 인권봉사기관이다. 이 기관은 에이즈나 물질남용 환자를 위한 특수 주거시설과 도움이 필요한 사람을 위한 집단 주거시설인 공동주택을 지원하고 있다. 이 기관은 클럽하우스 서비스, 외래 및 응급 치료, 주간고용 서비스, 위기경감 서비스, 동료 지원, 심리사회적 교육, 지역사회 봉사활동

을 포함하는 주거 프로그램을 계속 확장하고 있다.

당신은 이 책의 마지막에 제시된 '관련 도서와 전문기관'에서 이러한 기관 및 또 다른 정신의학적 재활 프로그램의 웹사이트 주소를 찾을 수 있다.

직업지향 치료 프로그램

많은 외래 환자의 삶은 전적으로 병에 좌우되고 있고 대부분의 환자가 경과의 변화가 없는 상태에서 서비스를 끊임없이 수동적으로 받아들이고 있다는 생각에 기초하여 심각한 정신병에 대한 다양한 치료 접근법이 개발되고 있다. 새로운 접근의 핵심은 일대일로 짝을 맺어 환자가 생산적으로 일할 기회를 갖도록 돕는 동료 지원에 있다. 이 프로그램에서는 전 생애에 걸쳐 정신분열병 진단을 내릴 필요가 없다고 보지만, 청소년이나 직업을 갖기 이전의 사람보다는 장기 환자에게 도움이 되는 입장을 취하고 있다. 이 프로그램은 해당 지역의 거주자에 한해서만 서비스를 제공한다는 한계를 가지고 있다.

심각한 정신병 환자도 정규 직업을 가질 수 있고 또 가져야 한다는 견해가 대두되면서 대규모 고용지원 프로그램이 개발되기 시작하였다. 고용 지원에 초점을 두고 있는 SCT 프로그램이 증거 기반 서비스로 간주되어 '지원' 요건을 갖추면서, 연방정부와 주정부는 이 프로그램을 지원하고 있다. 고용지원 프로그램은 실제로 직장을 찾아 일하고자 하는 정신병 환자를 도울 수 있다. 2003년 조사에 의하면 42개 주가 고용지원 프로그램을 실시하고 있는 것으로 나타났다.

샘솟는 집: 클럽하우스 모델

심각한 정신병 환자를 위해 보험회사에서 지원하는 치료는 선택이 제한되어 있다는 불만과 정신분열병 환자도 회복될 수 있다는 사실을 입증하려는 열망으로 몇 가지 대안적인 외래환자 활동이 개발되었다. 그중 대표적인 것이 샘솟는 집[Fountain House]이다. 이는 퇴원한 정신장애 환자를 위한 클럽으로서 1948년 뉴욕 주의 한 정신병원에서 퇴원한 환자의 소모임에서 시작되었다. 현재 이 클럽의 회원은 일할 기회를 얻고 여가를 즐기며 자신이 살고 있는 세상과 자신에 대해 더 많은 것을 배우기 위해 연중 어느 때나 프로그램에 참석할 수 있다. 샘솟는 집 모델의 핵심은 신중한 용어 선택에 있기 때문에 치료 프로그램이 아닌 '클럽'과 '클럽하우스'라는 단어를 사용한다. 샘솟는 집은 치료센터라기보다는 개인 가정과 더 유사하다.

원래의 클럽하우스는 회원이 관리하는 보호작업장과 주거시설을 포함하고 있다. 또한 청소년 프로그램의 후원자로서 16~30세 청소년에게 학교 졸업, 일상 활동 관리, 사회 및 직업 기술 습득, 거주지 제공 등의 도움을 제공하고 있다.

샘솟는 집은 대단한 성공을 거두었고 많은 국제 클럽하우스 운동의 모델이 되었다. 이 프로그램에 참여하기 위해서는 반드시 지켜야 할 사항이 있다. 예컨대, 참여를 원하는 사람은 최소한 가입 60일 전부터 '깨끗하고 맑은 정신'을 유지해야 한다. 즉, 약물을 사용해서는 안 된다.

치료에 대한 처방과 권고 따르기: 최선의 치료를 이끌어 내기

정신분열병의 가장 이상적인 치료 목표는 예방 혹은 재발을 늦추는 것이다. 다행히도 10대나 20대의 어린 환자는 치료에 잘 반응하여 대부분 초기 정신병적 증상을 완전히 극복할 수 있다. 치료의 다음 목표는 기능을 최상으로 회복하여 학교나 직장으로 돌아가 정상 생활을 할 수 있을 만큼 회복시키는 것이다. 회복을 위해서는 약물 및 질병에 대한 광범위한 교육을 포함하는 상담과 치료자, 가족, 친구의 많은 지지가 필요할 것이다. 정신증적 삽화 이후에 학교나 직장으로 복귀하는 것은 쉬운 일이 아니다. 하지만 통합된 여러 지원을 통해 학교나 직장으로 되돌아갈 수 있으며 복귀를 위해 필요한 준비를 제때에 마칠 수 있다. 예를 들어, 프랭크의 아들은 16세 때 첫 번째 정신병적 와해를 경험하면서 학교에 많이 결석했지만 다시 학교로 되돌아가서 졸업할 수 있었다.

어떤 치료를 하든 환자는 치료자와 약속한 시간을 지켜야 하며,

처방된 약물 복용하기와 같이 치료에 꼭 필요한 것을 지켜야 한다. 하지만 늘 행동하는 것은 말하는 것보다 어렵다. 앞에서 주목했듯이, 많은 환자는 불쾌한 부작용 때문에 약물 복용을 중단하고 있다. 이 외에도 치료를 적절히 유지하지 못하는 다음과 같은 이유가 있다.

- 뇌 손상으로 인해 자신이 아프다는 것을 자각하지 못하는 경우가 있다. 질병불각증anosognosia이라 불리는 이것은 무언가 잘못되었다는 것을 깨닫지 못하는 것으로 다른 뇌질환을 가진 환자에게도 나타날 수 있다.
- 부인denial: 병에 걸렸다는 것을 자각하고 있지만 받아들이지 못하는 것이다. 약물을 복용하거나 진료를 받게 되면 아프다는 것을 인정해야 하지만 약물 복용을 중단한다면 잘못된 것은 사라지게 된다.
- 부족한 추후진료: 많은 외래 프로그램이 약물 복용을 위한 추후진료로 1년에 4~6회, 1회에 약 15분의 정신과 의사 진료를 권장하고 있다. 이 정도의 시간은 부작용을 논의하기에 충분하지 못하며 의사와 좋은 관계를 형성하기에도 절대적으로 부족한 시간이다.
- 망상: '약물은 독약이며 나를 죽이기 위해 사용한다.' '나는 세상의 왕이며 내가 원하는 것만 해야 한다.' '신이 나에게 약을 먹지 말라고 말씀하셨다.' 와 같은 사고는 모두 약물 복용을

방해하는 망상의 흔한 예다.

- 혼란, 해체, 중독에 대한 공포는 환자의 약물 복용을 중단하게 할 수 있다.

정신분열병을 가진 이언 쇼빌Ian Chovil은 웹사이트(www.chovil.com)에 자신이 아팠던 경험을 바탕으로 처방을 따르지 않는 몇 가지 이유를 올려놓았다.

- 정의에 의하면 정신병은 여러 무능력 상태를 불러온다. 어떤 사람은 머릿속에서 들리는 '목소리'의 충고를 따른다. 그들은 정신병을 자각하지 못하며 결코 약물을 복용하려 하지 않는다.
- 기분전환용 약물을 사용하는 것은 처방약의 지속적인 복용을 방해한다.
- 젊은 사람의 경우, 평생에 걸쳐 약을 복용해야 한다는 생각은 매우 두려운 일이다.
- 어떤 사람은 자신의 증상을 좋아한다. 망상과 환각은 그들을 매우 특별하게 만드는 매력적인 생각을 가능하게 한다. 그런데 약을 복용하면 그러한 특별함이 사라질 것이다.
- 약 복용이 열등함이나 나약함의 신호라고 생각하는 사람이 있다.

부모는 무엇을 할 수 있는가

부모는 정신분열병 치료에서 약물의 역할과 약물 복용에 대해 그들이 할 수 있을 만큼 배워 자녀가 약물을 계속 복용하도록 적극적으로 도울 수 있다. 그들은 자녀도 약물에 대해 배우도록 격려할 수 있다. 또한 자녀의 약물 복용을 방해하는 원인을 다룰 전략을 가지고 있어야 한다. 한 가지 전략은 정신분열병이 당뇨병이나 고혈압과 같은 질병과 크게 다르지 않다는 사실을 자녀에게 설명하는 것이다. 예를 들어, 어떤 아버지는 딸이 항정신병 약물을 당뇨병 치료를 위한 인슐린이나 천식 치료를 위한 흡입기처럼 여기도록 하고, 약물 복용이 자유를 제한하거나 자신의 무능력을 나타내는 신호가 아니라 치료의 한 방법이라는 점을 상기시키는 것이 도움이 된다는 사실을 발견했다.

또 다른 전략은 한계를 정하는 것이다. 정신분열병 자녀를 둔 프랭크는 형도 정신분열병 환자였다. 그는 자신의 형이 부정적인 결과를 예상하여 정신분열병을 치료하는 약물의 복용을 항상 거부했기 때문에 아들에게 다른 치료과정을 밟도록 했다. 그의 아들은 약을 복용할 때만큼은 합리적이고 유쾌했다. 하지만 일단 복용을 멈추면 구세주 망상이 나타나서 구세주의 '부름'에 집중하며 40일간 사막을 걸어야 한다고 했다. 프랭크는 아들이 약 복용을 중단할 경우를 대비하여 효과적인 전략을 개발했다. 그는 아들이 약을 잘 복용하지 않으면 즉시 집중적인 외래치료를 받도록 계획을 세웠고, 그렇게 함으로써 경찰을 호출하여 아들을 강제 입원시키는 일을 피했다. 프랭크는 아들이 이를 지키지 않는다면 병원에 강제 입원시킬 것임을 명확히 알려 준 후에 안도감을 느낄 수 있었다. 에밀리의 경우에도 같은 접근이 이용되었다.

에밀리는 새로운 정신과 의사와 사회복지사를 두 번 방문한 후 그들이 '자신을 감시하기 위해 보낸 정부 관리'라고 확신했다. 그녀는 자신의 연구 과제를 완수하지 못하도록 방해하고 중단시키기 위해 약물이 처방되었다고 생각하여 약물 복용을 즉시 중단했고, 걱정하고 있는 부모에게는 이러한 사실에 대해 거짓말을 했다. 외래 환자는 너무나 짧은 시간 동안 병원을 방문하기 때문에, 그녀의 이상한 행동을 알아차린 것은 대학 룸메이트였다. 그녀는 하루 종일 잠을 잤고, TV를 너무 많이 봤고, 가족과의 교류를 피했다.

한 달 후 에밀리의 부모는 그녀를 부분입원 프로그램에 참여시키기 위해 클리닉 직원과 상담하고는 그녀에게 정기적으로 참여하지 않으면 경찰을 호출하여 재입원시키겠다고 말했다. 에밀리는 마지못해 약 6주간 클리닉 프로그램에 참여하는 것에 동의했다.

치료와 연합된 문제

물질남용

마리화나나 대마초는 청소년이 가장 일반적으로 사용하고 있는 불법 물질이다. 포트pot, 위드weed, 그라스grass, 간자ganja, 헴프hemp, 다가dagga 등 많은 속어를 가지고 있는 마리화나는 12세 이상의 미국인 중 약 5%, 12~17세 청소년 중 약 8%가 사용하고 있다. 이에 비해 정신분열병 청소년은 약 15~20%가 마리화나를 사용하여 더욱 일반화되어 있다. 대마초는 도취감을 위해 피우는데, 즉시 효과가 나타나 약 30분 만에 정점에 이르고 2~4시간 동안 지속된다. LSD, 페요테peyote 혹은 슈룸shrooms과 같은 환각제와 연합된 환각 경험은 거의 없지만, 대마초는 일시적으로 편집 사고를 야기할 수 있다. 정신분열병 청소년이 약물을 매력적으로 받아들이는 이유는 약물이 도취감과 정신병적인 사고를 이끌어 내기 때문이다. 그리고 그 결과 자신의 증상이 약물의 영향 때문이라고 설명할 수 있기 때문이다.

정신분열병을 가진 십대가 병에 대한 대처방식으로 마리화나와 알코올에 빠지는 경우는 매우 흔하다. 우리가 인터뷰한 모든 부모는 첫 번째 정신증적 삽화 직전에 자녀가 상당히 많은 양의 마리화나나 환각제를 사용했다고 보고했다. 마리화나를 피우는 것이 정신분열병에 취약한 개인에게 부정적인 효과가 있다는 것은 분명하다. 특히 어린 시절에 마리화나를 사용하는 것은 발병 위험을 증가시키고, 정신분열병 십대가 마리화나를 지속적으로 사용하게 되면 병이 호전되기보다는 악화될 것이다. 물질사용은 점점 심각해지고 만성적이 될 것이다.

물질을 남용하는 심각한 정신병 환자를 치료하는 '정신적으로 아픈 마약 남용자Mentally Ill Chemical Abuser: MICA' 프로그램을 제외하면 그들이 선택할 수 있는 치료는 상대적으로 매우 부족하다. 그들은 두 가지 진단으로 인해 전문화된 정신건강 사업에서 불이익을 당할 수밖에 없다. 환자는 전문성이 떨어지는 직원으로 인해 심각한 정신병을 치료하는 정신의학적 프로그램과 정신분열병 치료와는 무관한 약물치료 프로그램 사이에서 갈팡질팡할 것이다. 이런 일이 생기면 환자는 어쩔 수 없이 큰 고통을 겪게 된다.

어떤 가족은 알코올중독과 정신분열병을 동시에 가지고 있는 경우 적절한 치료 프로그램을 찾기 어렵다고 말한다.

> 우리는 두 장애가 서로 관련 있다고 생각하고 한 번에 하나씩 치료하기보다는 동시에 치료하는 프로그램을 찾기 위해 온갖 노력을 다 했어요. 하지만 아무것도 없었어요. 매년 무수한 가족이 이중장애 치료 프로그램을 찾기 위해 노력하고 있지만 대부분 행운이 따르지 않고 있답니다.

해결법은 웨스트브리지의 '정신병과 물질사용장애를 동시에 겪고 있는 개인과 가족의 회복을 지원하는 비영리 사설기관'과 같은 프로그램을 찾는 것이었다. 웨스트브리지 프로그램WestBridge program은 20대를 대상으로 일시적 위탁, 사례관리, 주거 지원을 하고 있으며, 특히 지지를 통한 회복을 위해 가족의 역할을 강조하고 있다. 웨스트브리지 프로그램의 핵심은 한 장소에서 개인 및 회복 단계를 고려한 맞춤식 정신건강 서비스와 물질남용 서비스를 동시에 제공하는 것이다. 점프스타트처럼 웨스트브리지도 보스턴 지역에 위치해 있다. 보스턴 대학 정신의학재활센터의 알렉산드라 바워스는 다음과 같이 말했다. "이곳은 병을 앓고 있는 모든 사람을 위해 보스턴 대학에 설립한 거대한 기관으로 회복 지향적이며 다양한 서비스를 제공하고 있습니다."

이중장애 치료를 지향하는 웨스트브리지 모델은 서부 협회와 뉴햄프셔-다트머스 정신의학연구센터 간의 파트너십을 통해 뉴햄프셔까지 서비스가 확대되었다. 뉴햄프셔 기관은 회복 지향적이다. 또한 이중장애의 치료에 고용 지원, 가족 심리교육, 질병 관리를 추가하여 '통합된 이중장애 치료'로 불리는 심리사회적 치료 연구에도 투자하고 있다. 웨스트브리지는 2005년 봄에 뉴햄프셔의 맨체스터에 새로운 주거센터를 열었다.

부모는 무엇을 할 수 있는가 가급적 초기에 정신분열병을 확인해야 하는 또 다른 이유는 정신병에 만성적인 물질남용이 더해질 위험 때문이다. 대마초나 그보다 영향력이 적은 알코올도 처음 경험한 놀랄 만한 증상을 안심시키는 변명거리를 제공할 수 있다는 사실을 마음에 새기는 것이 중요하다. 당신에게 무엇을 하라고 말하는 목소리나 무자비한 비판은 누구든 심란하게 만들 수 있다. 환자가 아닌 정상 십대도 정체성 문제로 고군분투하기 시작하는 이 시기에는 더욱 그럴 것이다. 소량의 마리화나나 흡연은 잠시 동안 증상에 대한 이유를 둘러댈 수 있게 해 줄 뿐만 아니라 약물에 의한 도취감으로 도움을 받기도 한다. 하지만 정신분열병을 가진 십대는 불법 약물을 사용하지 않는 것이 바람직하다. 마리화나는 누구에게든 정신병적 증상을 일으킬 수 있고 정신병에 대한 위험을 증가시킨다. 암페타민, 합성 헤로인(PCP나 펜시클리딘), 케타민 그리고 LSD는 모두 정신이상을 일으킬 수 있다. 따라서 정신분열병 환자는 절대 사용하지 말아야 한다. 부모는 그러한 자녀의 약물 사용을 무조건 단념시켜야 할 것이다.

자살 행동

어떤 부모에게든 가장 두려운 사건 중 하나는 자녀의 자살 가능성이다. 앞에서 주목했듯이, 정신분열병을 가진 사람 중 30%는 한 번 혹은 그 이상 자살을 시도하며 실제 자살에 성공하는 사람도 있다. 자살 행동은 항상 분명하게 나타나는 것은 아니다. 예를 들어, 자살을 심사숙고하고 있을 때 자살 의지를 기록하거나 자신의 소유물을 나눠 주기 시작하는 것처럼 미묘한 방식으로 나타날 수도 있다. 만약 십대 자녀가 그런 식의 행동을 하거나 말을 한다면 자살을 생각할 가능성을 의심하고 즉시 대처해야 할 것이다. 다음은 자살 위협이나 시도 등의 위기 상황에서 따라야 할 일반적인 원칙이다.

- 자살에 대해 말하는 것을 무시하지 말라. "진심이니?" 그리고

"어떻게 도와줄까?"라고 말하라.

- 어떠한 자살 시도라도 심각하게 여기라.
- 자살 시도와 관련해 당신이 할 수 있는 모든 것을 하라. 예를 들어, 알약을 삼켰다면 얼마나 많이 삼켰고 무엇을 먹었는지 알아내라.
- 혼자 해결하려고 하지 말라! 즉시 도움을 청하라. 자살 시도의 특성에 따라 당신이나 자녀의 주치의, 독극물 단속기관 혹은 911에 전화하여 구급차를 부르라.
- 국립 희망전화 네트워크 1-800-SUICIDE(784-2433)에 전화하라.[3]

누가 자살에 취약한가

- 과거에 자살을 시도했던 사람
- 과거에 자살에 관해 말했던 사람
- 불안, 우울, 좌절을 경험하고 있는 사람
- 불법 무기와 중독 물질을 쉽게 사용할 수 있는 사람
- 죽고 싶다고 말했던 사람
- 갑자기 자신의 소중한 물품을 남에게 주거나 주려고 계획하는 사람
- 큰 비탄에 빠졌거나 위기에 직면한 사람
- 마치 가망이 없다고 여기는 것처럼 보이거나 행동하는 사람
- 자살의 가족력을 가지고 있는 사람

---

3 역자 주: 우리나라의 경우는 희망의 전화 129나 안전신고센터인 119로 전화하면 도움을 받을 수 있다.

건강보험 체계의 관리

건강보험 체계에 대한 광범위한 지식 없이 보험을 잘 관리할 수 있는 부모는 없다. 다음은 부모가 제공하는 경험을 통해 얻은 조언이다.

- 보험이 적용되는 부분과 적용되지 않는 부분을 확인하라.
- 자녀에게 필요한 서비스를 위해 보험회사에 적으로 맞서야 한다는 사실에 놀라지 말라. 그리고 싸움에서 위축되지 말라. 우는 아이에게 젖을 주듯 더 많은 서비스를 위해서는 적극적으로 행동해야 한다.
- 해당 지역사회에서 이용할 수 있는 정신의학 서비스가 무엇인지 찾으라. 자녀에게 필요한 것을 요구할 준비를 하라.
- 정신의료기관과 보험회사를 감독하는 정부의 기관명과 위치를 알아두라. 자녀가 필요한 치료를 못 받는 경우에는 망설이지 말고 직접 전화하라.
- 자녀가 정신병으로 정신과에 입원하는 경우와 경찰 및 EMS 직원에게 입원을 확신시켜야 하는 경우를 대비하라.
- 당신이 거주하고 있는 지역에서 정신과 환자의 '위험성'을 어떻게 정의하고 있는가 알아두라.
- 정신의학적 용어를 배우고 사용하라.
- 보험 용어를 알고 사용하라.

If Your Adolescent Has Schizophrenia

04
일상생활

정신분열병은 극단적인 죄책감을 야기하는 질병이다. 이 병은 종종 유망하고 예의 바르며 총명한 청소년을 공격한다. 갑자기 지리멸렬해지고 악의적으로 거부하는 것을 이해하기는 정말 어렵다. 이것이 질병임을 받아들이는 것은 바로 치료를 위해 첫걸음을 떼어 놓은 것과 같다.

– 엘리자베스 스웨도스 Elizabeth Swados,

『우리 네 사람: 가족의 회고록(*The Four of Us: A Family Memoir*)』

정신병 자녀와 함께 살고 있는 부모는 매우 힘들다. 부모는 자녀가 달라질 것이라는 희망과 기대를 포기해야 할 뿐더러, 지금까지 살면서 결코 본 적이 없는 혼란스러운 행동과 낙담에 대처해야 한다. 그들은 치료자와 병원, 클리닉을 찾아다니고 보험회사로부터 유리한 결정을 받아내기 위해 몇 시간, 며칠, 몇 주를 소비해야 한다. 게다가 그것이 다가 아니다. 정신병 환자의 가족은 자신의 아들이나 딸이 남다르고 이상하고 별나고 기묘하고 예측하기 힘들며 또 노골적인 적대감을 가지고 있다는 사실을 인정해야 한다. 그리고 자신의 정서적 반응을 능숙하게 다룰 수 있어야 한다. 궁극적으로 정신분열병에 걸린 자녀와 마찬가지로 나머지 가족도 병과 관련된 오명을 견뎌 내야 한다.

부모는 정신분열병 환자를 먼저 돌보는 것이 자연스럽고 올바른 것이므로 병에 걸린 자녀를 돌볼 수 있는 직업을 가져야 한다. 정신분열병은 환자나 가족, 친구 등 병과 관련된 모든 사람에게 영향을 미치며, 특히 가까이 있는 사람을 곤혹스럽게 한다. 더욱이 가족은 장애와의 전쟁을 치르면서 최전선에서 의사, 약사, 보험회사에 대응하고 친구와 친척의 관심 어린 질문에 대답해야 하는 것까지 상당히 많은 것을 참아 내야 하기에 매우 곤혹스러울 수 있다. 먼저 부모가 경험하는 정신분열병의 영향에 대해 알아보자.

자신의 감정 다루기

가장 먼저 해야 할 일은 거리낌없이 병에 직면하는 것이다. 정신분열병은 친절한 병이 아니다. 병을 가지고 있는 사람은 다른 사람과 공유할 수 없는 불합리한 생각과 신념의 지배를 받으며 때때로 예상치 못한 방식으로 자신의 생각을 행동으로 옮긴다. 오로지 빨간색 옷만 입거나 보이지 않는 친구와 함께 웃거나 창밖의 다른 사람에게 눈에 보이지 않는 신호를 보내는 등, 그들의 행동 대부분은 낯설거나 기이하다. 경우에 따라서는 그들의 재산이나 자신 혹은 다른 사람에게 위협이 될 수도 있다.

부모는 예측할 수 없는 행동을 하는 청소년과 함께 살면서 많은 것을 잃게 된다. 경계심을 유지하느라 지치게 되고, 긴장이 이어지는 생활로 매우 피곤해진다. 정신분열병 아들을 둔 심리학자 케이트는 놀라운 관찰을 했다. "대부분의 사람은 '사랑하는 가족'에 대해 매우 낭만적인 생각을 합니다. 하지만 우리는 이 아이가 끊임없이 불합리한 요구를 하여 부모를 미치게 한다는 것을 알고 있습니다. 침대 밑에 야구방망이나 총을 준비해 놓고 잠을 잘 때도 있습니다. 이것이 바로 우리가 살아가는 현실입니다." 사랑스러운 자녀가 주변 사람에게 위협적인 행동을 할 수 있는 분노감에 휩싸인 정신분열병 환자로 변해 가는 모습을 지켜보고 있는 부모에게는 이 말이 그다지 놀랍지 않다.

부모에게 무기력감을 느끼게 하는 또 다른 정서 반응은 슬픔이다. 자신이 기르던 아이는 사라지고 이해할 수 없는 낯선 사람으로 변해 간다. 익숙한 성격은 이상한 생각과 기묘한 습관을 가진 이해할 수 없는 성격으로 변한다. 이러한 상황은 부모에게 매우 큰 영향을 미치게 된다. 그들은 불공평하고 부당하며 보기 드문 상실을 경험하면서 생활이 극적으로 변하게 된다. 부모는 마치 자녀가 사망한 것 같은 비통함을 겪을 수 있음을 예상하고 있어야 한다. 정신분열병 아들을 둔 바바라는 자녀의 발병 초기 상태를 기억하고 있는데, "죽은 듯이 배회하며 비탄의 가장자리에서 살고 있는 것과 같았지요."라고 느꼈다. 또 다른 엄마도 마찬가지였다. "몇 마디 말로는 설명할 수 없어요. 장례를 치르지 않았지만 이 아이는 죽은 것과 다름없었어요. 잠시 되돌아왔다가는 곧 다시 사라지지요. 그러면 당신은 '이런 일을 또다시 겪을 수는 없어.'라고 생각하게 됩니다."

부모는 자녀가 병의 원인에 노출된 이유와 처음에 알아차리거나 이해하지 못한 점, 그리고 자녀의 행동을 대수롭지 않게 여기고 적절히 반응하지 않았던 점에 대해 굉장한 죄책감을 느끼게 될 것이다.

다음은 앤 데비슨Anne Deveson의 회고록 『내가 여기 있다고 나에게 말해 주세요(*Tell Me I'm Here*)』에서 발췌한 내용이다.

> 의사는 당신에게 아무런 잘못이 없다고 확신시켜 주려 한다. 그러나 그런 말을 들어도 당신은 아무도 모르는 죄책감에 깊이 빠질 수 있다. 당신은 내가 아들에게 "이왕 그릴 거라면 만화 대신 쓸 만한 것을 좀 그려 봐!"라고 소리쳤던 것처럼 자녀에게 소리 지른 경험이 있을 것이다. 맙소사, 그때의 감정을 회상하면 나 자신이 미워진다. 많은 부모가 자녀에게 소리를 지른다. 하지만 나는 그 행동이 부끄럽다.

회복: 부모가 부모에게 주는 조언

- 이 병은 당신의 잘못이 아니라는 점을 명심하라. 당신의 양육방식과 아무 관련이 없는 질병이다.

- 이 병은 성격적인 결함이 아니다. 가끔 부모, 특히 아버지는 정신분열병 자녀의 행동에 매우 당혹스러워하며 아이가 자제하기를 바란다. 하지만 그럴 수 없다. 자녀의 이상한 행동은 목적을 가진 행동이 아니다. 그들은 참을 수가 없는 것이다. 간단히 말해, 자녀의 뇌는 적절하게 작용하지 못하고 있는 것이다.
- 병과 관련해 가능한 한 모든 것을 배우라. 자녀에게 무슨 일이 일어나고 있는지 이해한다면 당신 자신의 감정을 다루는 데 도움이 될 것이다. 자녀가 당신을 필요로 할 때 자녀에게 도움을 줄 수 있도록 바로 거기에 있어 주는 것은 매우 중요하다.
- 병을 숨기지 말라. 당신이 이 책에서 도움을 얻은 것처럼 다른 사람에게 병에 대해 알려 주기 위해 당신이 배운 것을 활용하라.
- 재발에 대비하라. 자녀 병의 재발에 대한 준비를 위해 정신과 응급센터 업무를 지원하고 있는 지역 경찰을 알아두어야 할 것이다. 당신을 도울 수 있는 지역 전문기관의 연락처를 경찰이 알고 있을 수도 있다. 지역 병원의 입원 절차를 알아두라. 당신과 배우자, 친구, 성직자, 국립정신질환자연맹(NAMI)에서 만난 부모와 같은 사람은 누구나 당신에게 도움이 될 것이다.
- '건강 상태가 좋아짐'에 속지 말라. 정신분열병은 급성 삽화가 이따금씩 재발하는 만성 질병이다. 건강해질 때마다 자녀와 함께 즐기라. 하지만 병이 완치되었을 가능성은 없으므로 완전히 회복한 것이라고 여기지 말라.
- 다른 자녀를 위한 시간을 내라. 부모가 정신분열병 자녀를 간병하

다 보면 다른 일은 모두 제쳐 놓고 간병에만 매달리기 쉽다. 다른 자녀도 당신을 필요로 하고 있음을 잊지 말라.

- 자녀를 위한 도움과 함께 당신 자신을 위한 도움도 구하라. 예를 들어, 정신분열병 자녀의 부모를 위한 지지집단에 참여하거나(이 장 후반부의 지지집단에 대한 내용을 참조하라), 당신이 감정에 잘 대처할 수 있도록 도와줄 치료자와의 만남을 고려해 보라.

정신병에 대한 오명 다루기

우리 문화권의 많은 사람이 정신병에 걸린 사람을 경시하는 태도가 어떤 영향이 있는지 과장할 필요는 없다. 하지만 레베카 울리스Rebecca Woolis는 『사랑하는 사람이 정신병에 걸렸을 때(*When Someone You Love Has a Mental Illness*)』(1992)에서 다음과 같이 기록했다.

> 정신병에 걸린 사람의 생활은 대다수의 사람이 이해하지 못하기 때문에 더욱 힘겹다. 사람들은 정신병에 걸린 사람을 두려워하고 피하고 조롱하는 경우가 많다. 이로 인해 정신병에 걸린 사람은 소외감과 고립감 그리고 우울을 느끼게 되고, 이것이 병의 이차 증상이 되면서 삶은 더욱 고통스러워진다.

자녀와 형제를 빤히 쳐다보거나 비난하거나 웃음거리로 만드는 사람을 참아야 하는 가족의 삶도 고통스럽기는 마찬가지다. 여러 면에서 부모에게 가장 어려운 일은 일반 대중이 정신분열병 환자에 대한 정보도 없고 편협하다는 사실에 어떻게 대처해야 하는가의 문제다. 예를 들어, 1980년대까지만 해도 대부분의 사람은 정신분열병이 다중인격과 같다거나 환자의 죄악 또는 성격의 결점이 원인이라고 믿어 왔다. 1986년의 한 조사에서는 대중의 절반 이상이 그러한 이유로 정신병이 생긴다는 사실을 믿지 않는다는 사실이 확인되었다. 상반된 연구 결과에도 불구하고, 이처럼 혼란스럽고 모순된 믿음은 많은 사람이 과거의 고정관념에 근거해 정신병을 판단한다는 사실을 보여 준다.

불행하게도 사라지지 않고 있는 한 가지 고정관념은 정신분열병 환자가 위험한 사람이라는 생각이다. 1950년대 중반에 시작된 것으로 정신병 환자를 병원에서 해방시키기 위한 실행 목표 중 하나는 이러한 오명을 없애는 것이었다. 만약 정신병 환자가 주립 정신병원 대신 지역사회에 거주하도록 허용된다면 모든 사람이 주변에서 그들을 보게 되고 그들이 우리와 같다는 것을 알게 될 것이라고 생각하였다. 하지만 오명은 과거보다 오늘날 더 뿌리 깊다는 점이 문제다. 1999년 미국 보건국장은 정신병의 특성을 잘 이해하게 되었음에도 불구하고 왜 이러한 오명이 지속되는가에 의문을 가졌다. 그리고 "그 답은 폭력에 대한 공포에서 시작된다……. 정신이상자를 위험하게 바라보는 인식은 과거보다 오늘날 더 확고하

정신분열병자는 폭력적인가

영화나 TV에서조차 폭력 범죄를 정신분열병 환자와 연관 짓고 있다. 그러나 대부분의 정신분열병 환자는 특별히 폭력적이지도 않고 다른 사람을 공격하는 일도 드물다. 한 연구에서는 폭력 행위 중 4%가 정신분열병 환자에 의한 것이고, 그들이 저지른 살인 사건은 3,000건 중 1건 이하로 매우 드물다고 한다. 그와 같은 폭력 행동은 보통 '사람을 공격하라는 소리가 들린다.'와 같은 편집증적 망상이나 환각 등 양성 증상이 치료되지 않은 경우에 해당한다. 하지만 만약 물질남용이 함께 있다면 폭력의 위험은 극적으로 증가한다. 한 보고에 따르면, 물질남용 문제를 가진 사람 중 30%가 폭력 문제를 가지고 있었다.

다."라고 결론을 내렸다.

모든 기이한 범죄는 '미친 사람'의 짓으로 가정되고 있으며 경고 없이 공격하는 미친 살인자를 다룬 상투적인 공포영화는 고정관념을 더 강하게 하고 있다. TV 뉴스와 '정신질환 살인자' '광란의 살인범'과 같은 칼럼을 싣고 있는 대중 신문도 고정관념을 생생하게 지속시키는 데 일조하고 있다.

정신분열병으로 처음 진단된 환자의 부모나 형제가 친구와 이웃의 고정관념에 대처해야 하는 것은 유쾌한 일이 아니다. 어떤 부모는 그러한 상황을 다루는 최고의 전략은 공개하는 것이라고 말한다. 정신분열병 아들을 둔 바바라는 대부분의 부모가 그 사실을 숨기게 된다고 말한다. "하지만 정답은 완전히 '틀렸다'입니다! 자녀의 병에 대해 공개하고 알려야 합니다." 20, 30년 전을 회상하면서 그녀는 "아무도 정신분열병에 대해 말하지 않았어요. 만약 그랬다 하더라도 성격 결함으로 봤을 거예요. 하지만 그게 말이에요,

누구든지 가족이나 친구 중에 정신병 환자가 있을 수 있거든요." 라고 말하였다.

정신분열병 아들을 둔 프랭크는 바바라의 말에 동의한다. "나는 모두에게 말했습니다. 직장에서 처음 말했어요. 약 서른 명에게 말했는데, 고맙게도 다섯 명 중 세 명 정도가 자신도 정신분열병을 앓고 있는 가족이 있다고 말해 주었어요. 당신의 말을 들은 열 명 중 한 명은 색안경을 끼고 볼 수도 있어요. 하지만 대부분의 사람은 이해하더군요. 나는 사실을 개방하는 것이 정말 도움이 된다는 점을 알았습니다."

덧붙여 부모는 자녀의 병을 공개하여 다른 사람이 가지고 있는 정신병에 대한 잘못된 생각을 바로잡아 부정확한 고정관념에서 벗어나도록 할 수 있다. 레베카 울리스는 당신이 정신분열병 환자에 대해 정확하게 얘기한다면 다른 사람이 가지고 있는 잘못된 가정을 깰 수 있다고 말한다.

- 모든 정신병은 강력한 생물학적 요인을 가지고 있다. 이 병은 성격 결함에 의해 나타나는 것이 아니다.
- 정신분열병은 사고, 행동, 감정, 판단에 영향을 미친다. 정신병 환자는 이를 피할 수 없다.
- 기능의 기복이 매우 심하다. 다른 모든 사람과 마찬가지로 정신병 환자도 좋은 날이 있고 나쁜 날이 있다.
- 정신분열병은 전염되지 않는다. 정신병을 가진 사람은 차별과 멸

시를 받는 나병 환자 취급을 원하지 않는다.

- 정신병은 매우 일반적이다. 600만 명 이상의 미국인이 이 병을 앓고 있으며 암, 당뇨병, 관절염, 심장병 환자의 경우를 합한 것보다 더 많은 병상을 차지하고 있다.
- 정신분열병 치료는 증상의 경감 및 관리 정도로 제한되어 있다. 아직까지 치료법이 없다. 암, 관절염, 심장병, 당뇨병도 마찬가지다.
- 정신분열병은 만성화될 수 있는 심각한 질병이다. 당뇨병, 관절염, 심장병과 대부분의 암도 마찬가지다.

자녀와의 관계 관리하기: 수용과 의사소통

정신분열병을 가진 사람은 병으로 인해 정상적인 인간관계에서 고립될 위험이 매우 크다. 정신분열병을 앓고 있는 캐나다인 이언 쇼벨은 환자가 모든 정상 생활에 참여할 수 있어야 한다고 강력히 주장한다. 그는 자신의 웹사이트에 다음과 같이 적었다.

> 사회적 고립은 정신분열병 환자가 겪는 가장 큰 상실 중 하나다……. 정신분열병 초기에는 가족이 주 보호자 역할을 하지만 곧 여러 가지 이유로 좌절감을 경험하기도 하고 대인관계의 어려움도 겪는다……. 그들은 노력하고 또 노력하지만 병에 걸린 가족을 잃게 된다.

대부분의 경우에 정신분열병 환자와 가족 간의 파괴된 관계는 병에 걸렸다는 사실과 그로 인한 분노를 수용하는 데 실패한 결과가 결합된 것이다. 정신분열병을 앓고 있는 여동생을 둔 정신과 의사 풀러 토리E. Fuller Torrey는 “삶의 큰 비극이지만, 정신분열병을 수용하는 것은 인생의 가장 중요한 핵심을 잃고 상처 입는 것을 멈추게 합니다.”라고 말한다. 십대의 정신분열병 자녀를 둔 부모의 가장 중요한 목표는 유아기부터 이어 온 사랑의 관계를 유지하는 것이다. 부모-자녀 관계의 모든 측면처럼, 이것은 말처럼 쉬운 것이 아니다. 과거의 아이는 지금 너무나 다른 사람이 되었고, 부모는 고통과 실망스러운 상실을 경험하게 된다. 그럼에도 불구하고 부모는 마치 아이가 암이나 당뇨병에 걸린 것처럼 아이를 사랑하는 새로운 방법을 찾으려고 노력한다. 정신건강 상담자인 레베카 울리스는 『사랑하는 사람이 정신병에 걸렸을 때』에서 다음과 같이 지적했다.

> 당신은 자녀에 대한 과거의 기억과 앞으로 건강해질 것이라는 희망에만 기반을 두고 자녀를 사랑할 수는 없다. 당신이 현재 자녀를 사랑하고 있다는 것과 현재 자녀가 아프다는 사실을 인식할 필요가 있다……. 만약 당신이 그들이 아프다는 것을 수용하고 사랑할 수 있다면 자녀는 자신의 병과 한계를 더 잘 수용할 수 있을 것이다.

병을 수용하고 그 병이 자녀에게 미친 영향을 수용하면서, 부모는 다른 자녀와 자신의 욕구를 포기하지 않으며 아픈 자녀의 욕구에 초점을 맞추는 방법을 찾아야 한다. 가장 좋은 방법은 가족 모두를 위해 정신분열병 환자가 어떻게 생각하고 배우는가를 이해할 수 있는 훌륭한 의사소통 기술을 배우는 것이다.

자녀와 효과적으로 의사소통하기: 부모가 부모에게 주는 조언

- 단순함을 지키라. 정신분열병 환자는 자신의 머릿속에 무엇이 들었고 무엇이 현실인지를 확신하지 못한 채 오랜 시간을 혼란스러워한다. 당신이 하고자 하는 말을 가능한 한 분명하고 직설적으로 말하라. '저녁 먹을 준비를 해라.' 는 음식을 요리하라는 것으로 오해될 수 있으므로 '저녁 먹을 시간이니 이제 손을 씻어라.' 가 더 적절하다.
- 당신의 말을 문자 그대로 받아들인다는 점에 주의하라. 예를 들어, 정신분열병 환자는 농담을 모욕으로 잘못 받아들일 수 있다.
- 의사소통을 할 시간을 주의 깊게 선택하라. 만약 당신의 자녀가 혼란스러워하고 환청에 몰두하는 등의 증상을 보인다면 구직이나 복학과 같은 심각한 문제에 대해 질문할 때가 아니다.
- 정신분열병을 가진 사람에게 명쾌함을 기대하지 말라. 특히 정서가 그렇다. 망상의 특징을 알아내려 하기보다는 그들이 보여 주는 정서에 항상 더 많은 주의를 기울이라. 프랭크는 아들의 생각이 정상인가에 대한 논쟁을 그만두는 대신 그의 불안을 다

루면서 관계가 엄청나게 향상되었다고 말했다.

- 망상을 직접 다루지 말라. 예를 들어, 자녀가 당신을 악의 화신으로 보는 정신병적 상태와 사고를 보인다면 당신은 자녀가 아닌 병과 얘기하고 있다는 것을 알아야 한다. 망상을 무시하고 또 무시하도록 노력하고, 자녀가 어떤 정서를 경험하는지 알아보라. 그리고 그에 대해 함께 얘기하라. 당신은 또 그런 감정을 덜어 내는 데 무엇이 도움이 되는지 물어볼 수 있을 것이다.
- 합리성을 기대하지 말라. 한밤중에 딸의 방을 찾아오는 상상 속의 방문자에 대해 딸과 논쟁하여 무엇을 얻을 것인가? 당신은 자녀의 생각과 말에 동의할 수 없지만 자녀에게는 방문자가 현실임을 이해해야 한다.
- 때때로 정신분열병을 가진 사람은 은유를 통해 의사소통한다. 병을 가지고 있는 청소년은 가령 남북전쟁이 자신의 주변에서 계속되고 있는 것처럼 말하는데, 이것은 가족 내 갈등에 대해 얘기하는 자신만의 방법일 수 있다.
- 명확하고 직접적이며 현실적으로 규칙을 정하는 것을 겁내지 말라. 정신분열병 환자는 강요에 의해 금연하거나 커피를 줄이는 것을 좋아하지 않는다. 하지만 담배를 밖에서 피우고 피운 후에는 깨끗이 치우라고 분명하게 요구할 수 있다.

레베카 울리스 역시 다음과 같은 자녀와의 의사소통법을 권하고 있다.

- 자녀가 말하는 것을 수용할 수 없을 때에도 존중하는 자세로 대하라.
- 가능한 한 지지적이며 긍정적인 태도를 가지라.
- 자녀가 편안해하는 스스럼없는 대화나 함께 할 수 있는 활동을 하라.
- 자녀가 제정신이 아닐 때에는 건드리거나 농담하지 말라.
- 자녀의 사생활에 대해 너무 많이 질문하지 말라.
- 조언을 구하지 않는 이상 충고하지 말라.
- 망상과 관련될 수 있는 종교나 정치와 같은 다루기 어려운 화제는 피하라.
- 자녀의 행동 중 마음에 들지 않는 것이 있다면 침착하고 명확하게 자녀에게 말하라.

일상 관리하기

가 정

매우 혼란한 정신분열병 환자와 함께 생활하고 있는 가족은 그가 가족 모두를 엄청난 긴장에 빠뜨릴 수 있다는 것을 분명하게 깨닫게 될 것이다. 그러한 상황에서 각 가족이 일상적인 문제에 대처하는 데 필요한 에너지의 양을 과소평가할 사람은 아무도 없다. 한 어머니는 아들이 처음 발병하였을 때 자신의 삶이 매우 혼란스러웠다고 기억했다. "우리는 아들이 병원에 입원했던 3~4일 동안 안도할 수 있었어요. 하지만 그 아이가 다시 돌아오자 모든 것이 악화되기 시작했지요. 나는 겁에 질린 채 비탄에 잠겼고 아무 데도 가지 못했어요."

이 어머니의 경험은 독특한 것이 아니다. 자녀의 병에 대처할 자신이 없다는 느낌은 나약함에서 오는 것이 아니라는 사실을 깨닫는 것이 중요하다. 그것은 정상적인 반응이다. 중요한 문제는 어떻게 대처할 것인가다. 당신과 가족은 많은 시간을 들여 장애에 적응하고, 그 결과 자녀가 집에서 생활하면서도 모든 가족이 큰 혼란을 느끼지 않도록 할 수 있는가? 정신분열병에 걸린 자녀에게 가족이 잘 적응하도록 돕는 가정환경과 방해하는 가정환경은 어떤 것인가?

당신과 가족은 각자의 개인 상황을 주의 깊게 평가하면서 아픈 아이를 돌보고 적응시키는 방법에 관한 어려운 결정을 내려야 한다. 첫 번째 단계는 모든 것을 개방하는 것이다. 정신분열병에 걸린 가족이 생겼는데도 생활의 변화가 없는 것처럼 행동한다면 정서적으로나 실질적으로 아무것도 얻을 수 없다. 자녀가 정신병에 걸려 스트레스를 경험하면서 아무 일도 일어나지 않은 척하고 드러내지 않는다고 스트레스의 영향이 줄어드는 것은 아니다. 공식적이거나 비공식적인 가족 모임에서 서로 문제를 개방하여 논의하는 것만으로도 이득을 얻을 수 있다. 가끔은 문제 상황을 개방하여 의논하는 것만으로도 불안과 걱정이 많이 줄어들 수 있다. 모임이 분명하게 진행되고 환자가 따를 수 있는 분별력 있는 지침이 있다면 정신분열병 환자 역시 개방적인 모임을 통해 이득을 얻을 수 있다. 한 아버지는 자녀가 스스로를 통제하고 있다는 것을 느낄 수 있도록 누군가가 명령을 내려 주기를 원한다는 사실을 알게 되었다. 이러한 상황에서 가족 규칙을 명확하게 만들고 타인에게 영향을 줄 수 있는 행동을 분명하게 제한하는 것은 매우 유용하다. 예를 들어, 밤 11시 이후에는 TV나 라디오를 켤 수 없고, 잠자리에서 담배를 피울 수 없으며, 폭력을 사용하면 안 된다는 규칙을 세울 수 있다.

어떤 가족은 정신분열병 환자와 함께 생활할 수 있지만 그렇지 않은 가족도 있다. 정신분열병 자녀가 다른 형제와 함께 생활하고 있는 경우 부모가 종합적으로 내려야 하는 개인적인 선택에 정답은 없다. 어떤 희생을 치르더라도 피해야 할 상황은 정신분열병 환자가 가족의 중심이 되고 나머지 가족이 주변에서 맴도는 것이다. 이러한 상황은 다른 가족뿐 아니라 환자에게도 나쁘다. 16세에 정신분열병으로 진단받은 아들을 둔 프랭크는 규칙과 지침을 정하여 아들에게 직접적이고 분명한 방식으로 대하였다. 하지만 앞에서 언급한 것처럼 규칙은 '단순' 하게 만들었다. 한번은 그의 아들이 투약을 중단하면서 증상이 악화되었다. 프랭크는 아들이 선택할 수 있는 것을 분명하게 제시하였다. 집중적인 외래치료를 다시 받거나 혹은 아들이 싫어하는 폐쇄병동에 입원하는 것이었다. 아들은 결국 외래치료를 받기로 하였고 약물을 복용하기 시작하면

정신분열병 환자와 함께 생활하기: 고려해야 할 요인

함께 생활할 수 있는 경우

- 회복되고 있고 현저한 증상을 거의 가지고 있지 않다.
- 친구가 있거나 외부 활동이 있다.
- 생활하면서 부정적인 영향을 받을 수 있는 형제가 없다.
- 가족 전체가 평온하고 긍정적이며 편견이 없다.
- 정신분열병 환자가 여성이다.

함께 생활하기 힘든 경우

- 다른 가족이 정상 생활을 할 수 없을 정도로 증상이 매우 혼란스럽고 파괴적이다.
- 외부 활동이 없거나 외부의 지원체계가 전혀 없다.
- 함께 생활하면서 부정적으로 영향받을 수 있는(예를 들어, 싸우거나 위협감을 느끼는) 형제가 있다.
- 가족 분위기가 전체적으로 화가 나 있고 분개해 있으며 비판적이다.
- 편부모 가정이거나 혼자 살고 있다.

Rebecca Woolis (1992). *When Someone You Love Has a Mental Illness: A Handbook for Family, Friends, and Caregivers* (pp. 150-151). New York: Jeremy Tarcher/Perigee에서

서 곧 좋아졌다. 지금까지의 결과는 만족스럽다.

환자가 심각한 정신병적인 상태라면 폐쇄병동에 입원해야 하며 이러한 가족의 결정은 올바른 것이다. 반대로 치료 팀과 좋은 관계를 유지하고 있고 약물 복용이 가장 중요하다는 것을 알고 있다면 정신병이 걸리기 전처럼 어느 정도 독립적으로 생활할 수 있을 것이다. 아마도 가족이 경험하는 상황은 이러한 두 상황 사이의 어딘가에 속할 것이다. 정신분열병 환자와 함께 생활할 것인가에 대한

결정은 가족이 개방적으로 의논해야 할 많은 것에 달려 있다.

학 교

만약 당신이 십대 환자를 둔 부모라면 고등학교든 대학교든 자녀의 학교 문제를 다루는 데 상당한 시간을 보내게 될 것이다. 당신은 다니고 있는 학교에서 불편해하는 자녀를 위해 최선의 학교를 선택하고 싶을 것이다. 법에서는 학교가 정신병을 포함한 장애 학생에게 적절한 교육환경을 제공하도록 요구하고 있지만 쉽게 혜택을 보기는 힘들다.[1] 20년간 학교심리학자로 근무하고 있는 정신분열병 자녀의 어머니인 케이트는 다음과 같이 경고했다. "아이의 정서적 욕구를 만족시키기 위해 학교 예산을 배정받는 것은 매우 힘든 일로서 반응이 즉시 나타나지도 않습니다. 당신은 자녀에 대해 걱정하는 동시에 서비스를 받기 위해 싸울 준비도 해야 합니다."

우선 고려해야 할 사항은 학업 수행에 영향을 미치는 자녀의 증상을 확인하는 것이다. 그것은 개인마다 다르다. 당신의 자녀는 다음과 같은 문제를 가지고 있을 수도 있고 아닐 수도 있다.

- 환경 자극 차단에 대한 무능력: 예를 들어, 자신만의 특별한 의미를 부여하여 잘못 해석될 수 있는 수업 중의 시끄러운 선풍기 소리

---

1 역자 주: 우리의 경우에도 정신적 장애가 있는 학생을 위한 적절한 교육 서비스가 법으로 보장될 필요가 있다.

- 집중력 부재: 차분하지 못함, 주의 지속시간이 짧음, 주의 분산
- 타인과 상호작용이 어려움: 다른 학생과 대화하거나 수업에 참여하는 데 어려움이 있으며 너무 제멋대로 행동하고 웃음을 터뜨리기도 한다.
- 부정적 피드백을 다루지 못함: 자녀가 교사의 비판에 과잉반응을 보일 수 있으며 그것을 피하기 위해 학교를 그만두거나 수업을 받지 않으려 할 수 있다.
- 변화에 대한 적응의 어려움: 예를 들어, 수업 계획에 변화가 생기면 몹시 불안해한다.

연방법, 특히 미국장애인법Americans with Disabilities Act: ADA에서는 이러한 문제가 학생의 장애와 관련된 것이라고 보고 학교에서 '특별한 도움'을 제공하도록 하고 있다. 이는 자녀의 학교 적응을 위해 어떠한 형태든 도움을 받을 수 있다는 것을 의미하며(예를 들어, 교사가 학습기술과 정보 보유를 도울 수 있다), 부모는 자녀의 한계에 대해 문서화해야 할 것이다.

자녀에 대한 서비스의 필요성 입증하기 자녀에게 특별한 도움이 필요한가를 판단하기 위해 당신은 교실에서 자녀의 증상을 찾아 알려 줄 수 있는 교사와 이야기를 나눠야 한다. 하지만 케이트는 부모가 이 과정에서 만날 수 있는 장애물에 대비해야 한다고 경고한다. 예를 들어, 교사는 평가의 필요성과 상관없이 학교심리학자

에게 자녀의 평가를 의뢰할 수 있다. 하지만 많은 학교심리학자는 임상 경험이 부족하여 결정적인 증상을 놓칠 수도 있다. 교사는 자녀의 증상이 정상적인 청소년기의 행동인가를 확인하고자 하는 당신의 관심을 단순하게 처리해 버릴 수 있다. 가끔은 자녀가 교실에서 자신의 증상을 숨기려 할 수도 있는데, 이때 교사는 자녀가 고집 세고 주의력이 부족하다고 여길 수도 있다. 또한 케이트는 자녀가 파괴적인 행동을 보이는 경우 'ADHD라는 꼬리표'가 생기는 것에 대비하라고 말한다. ADHD, 즉 주의력결핍 과잉행동장애는 약물로 조절될 수 있으면서도 상대적으로 흔하기 때문에 교사 사이에서 파괴적인 행동을 설명하는 데 흔히 사용되고 있다. 부주의하고 충동적이며 주의 집중을 하려면 크게 노력해야 하는 ADHD 증상이 모든 사람에게 한 번쯤 나타날 수 있기 때문에 이 진단명은 쉽게 사용될 수 있다.

궁극적으로 자녀가 무능력하며 특별한 도움이 필요하다는 것을 인정받기 위해서는 다음과 같은 일상생활 속의 '주요 활동' 중 하나 혹은 그 이상이 정신병으로 인해 제한받고 있어야 한다.

- 학습
- 사고
- 집중력
- 타인과의 상호작용
- 자기조력 행동

- 말하기
- 과제 수행
- 수면

자녀가 가지고 있는 학업 수행의 기능적 제한이 정신병과 관계 있다는 사실을 입증하기 위해 당신은 자격을 갖춘 정신건강 전문가(정신과 의사, 사회복지사 혹은 임상심리학자)의 확인서를 갖추어야 한다. 이 서류에는 진단, 특정 기능의 제한, 학업 장면에서 자녀가 어떻게 영향을 받을 수 있는가에 대한 설명, 도움이 필요한 이유 등이 포함되어 있어야 한다. 또한 작성자의 자격과 자격증명, 전문 영역과 함께 치료 개시 및 종료 시점이 담겨 있어야 한다. 이런 정보는 학교에서 의학적 기밀 정보로 다뤄져야 하고 장애를 담당하는 직원 외에는 접근이 허용되지 말아야 한다.

정신장애 학생에게 필요한 도움 신체장애 학생에게 휠체어나 점자책 등은 필수다. '눈에 보이지 않는' 정신장애 학생에게도 교과과정의 이수나 학업 성취 달성방법과 같은 학습 적응과 보조장비 및 인력 등을 포함하는 합리적인 편의장치가 필요하다. 이러한 도움을 받기 위해서는 학교와 협상해야 할 것이다. 부모로서 당신은 이러한 협상을 해야 한다. 여기에 필요한 도움의 예를 제시한다.

• 교실에서 필요한 도움

– 좌석 배치의 우선권: 학생은 시끄러운 선풍기에서 멀리 떨어진 자리에 앉아야 하거나, 폐쇄공포증을 가지고 있다면 출입문 근처에 앉아야 할 것이다.

– 보조자(비서): 함께 학교에 갈 수 있으며 경우에 따라 교실에 함께 머물 수 있는 사람이 있을 때, 학생은 불안이나 두려움을 느끼고 있는 대상에 대해 안심할 수 있다.

– 교실 내 식음료의 허용: 약물을 복용 중이면 입이 마르는 부작용을 겪을 수 있으므로 학생이 물을 가지고 입실하는 것을 허용해야 한다.

• 수업에 필요한 도움

– 휴식의 사전 협의: 약물 복용 중인 학생은 극단적인 초조감을 느낄 수 있고 가만히 앉아 있지 못하므로 짧은 휴식을 취하는 것이 허락되어야 한다.

– 녹음기: 기록에 대한 불안과 낙제에 대한 두려움을 가지고 있는 학생은 수업 내용을 녹음하는 것이 도움될 수 있다.

– 필기 도우미: 만약 녹음이 금지되어 있다면 누군가가 학생을 위해 수업 내용을 필기해 주는 것이 도움이 된다.

• 시험에서 필요한 도움

– 시험 형식의 변경: 객관식 문제보다 서술형 문제가 시험과

관련된 스트레스를 줄일 수 있을 것이다.

- 시간의 연장: 불안한 학생에게 시험을 끝낼 수 있도록 추가 시간을 제공하면 문제에만 집중할 수 있을 것이다.
- 입원 기간 중 개별 감독관을 통한 시험 실시: 개별 시험감독관과 함께하는 것은 혼자 시험을 치르는 것이 불안한 학생에게 도움이 될 것이다. 이는 입원해 있는 동안 학교와 유사한 상황을 유지하는 데 도움이 될 수 있다.

● 과제를 하는 데 필요한 도움

- 과제 제출에 대한 사전 통보: 쉽게 혼란을 느끼는 학생에게는 서면으로 과제 제출에 대한 통보를 해 주어 미리 계획을 세울 수 있도록 하는 것이 도움이 될 것이다.
- 과제 형식의 변화: 정신분열병을 앓고 있는 학생은 형식을 갖춘 작문보다는 자유로운 글쓰기나 녹음을 통해 수업 중 배운 것을 더 많이 보여 줄 수 있을 것이다.
- 입원 중 과제 돕기: 가족은 입원하고 있는 동안 학생의 학업 유지를 위해 교사나 장애 지원 대표와 만나서 자녀가 그동안의 과제를 할 수 있도록 챙겨야 한다.

● 행정 절차에서 필요한 도움

- '정규수업' 결정에 대한 융통성: 보험을 위해 '정규수업'을 받는 학생으로 분류되는 것이 좋다. 학교에서는 정신분열병

학생에게 '특별수업'을 권고할 수 있지만 이 수업 역시 '정규 수업' 만큼의 노력이 요구된다.

– 맞춤형 수업시간표: 약물을 복용하거나 스트레스에 취약한 학생은 오전보다 오후에 수업을 받는 것이 더 좋다. 학생의 욕구에 적합한 수업시간표를 선택하면 학업을 성공적으로 성취할 수 있다.

– 재발할 경우 낙제나 수강 취소보다는 부분 이수하기: 학기를 마치기 전에 정신분열병이 재발되었으나 학기 마지막까지 수업에 참여할 수 있는 경우는 낙제나 수강 취소보다는 '부

학교에 다니는 자녀를 신속하게 돕기 위한 지침

정신분열병 자녀가 학교에서 겪을 수 있는 문제에 대비하기 위해 부모는 다음과 같이 해야 한다.

- 정신장애인을 보호하는 장애인법과 같은 법률에 정통하라.
- 자녀의 특정 증상, 입원 횟수, 마지막 입원 기간, 복용한 약물의 종류와 그 효과 등 경과에 대해 기록하는 방법을 배우라. 이러한 기록은 학교에서 요구하는 서류를 준비할 때 크게 도움이 될 것이다. 또한 새로운 의사나 치료자를 만나게 될 때 과거 치료 기록을 요약해 놓으면 크게 도움이 된다.
- 교실에서 정신장애를 가진 아동에게 도움이 될 수 있는 것으로 무엇이 있는지 알아두라.
- 교실에서 일어나는 차별을 기록하는 방법을 익히라. 대학생의 경우, 보스턴 대학의 정신재활센터가 지원하는 '직장과 학교에서 정신장애를 다루기 위한 소비자 웹사이트(www.bu.edu/cpr/jobschool/)'에 서류를 작성하는 방법이 제시되어 있다. 고등학생의 경우에도 지역 교육위원회와 질병의 경과에 대한 일반 지침을 제공하는 보스턴 대학의 정신재활센터 소비자 웹사이트에 방문하는 것이 바람직하다.

분 이수'를 요청해야 한다. 보통 부분 이수는 학생이 그 과목을 다시 이수할 필요가 없다는 것을 의미한다.

가족과 환자 모두를 위한 지지체계 확립하기

학교 문제를 다룰 필요가 없더라도 정신분열병 자녀에 대한 대처가 부모에게 매우 큰 스트레스라는 점은 놀랄 일이 아니다. 풀러 토리는 28개의 조사 연구를 요약하여 환자의 가족이 일반적으로 겪을 수 있는 문제를 확인하였다.

- 친구나 사회 활동을 위한 시간이 없음
- 누군가는 하루 종일 집에 있어야 하기 때문에 수입이 감소함
- 가족끼리 냉담해지고 다른 가족에게 가벼운 질병이 발병함

정신분열병 자녀와 함께 생활하고 있는 부모는 자신이 사례관리자, 심리치료사, 간호사, 요리사, 관리자, 은행원, 엄격한 교사, 친구와 같은 역할을 모두 해야 한다는 것을 알게 된다. 또한 부모 역할도 하고 가사도 돌봐야 한다. 이러한 역할을 모두 성공적으로 수행한다는 것은 힘든 일이다. 하지만 부모가 선택할 수 있는 것은 거의 없으며 자신에게 주어진 의무 중 일부나 전부를 당연한 것으로 받아들여야만 한다.

정신분열병 자녀가 스스로 독립해 살고 있는 경우에도 부모는 집주인과 만나고, 재정을 관리해 주며, 치료 자원을 얻을 수 있도록 돕는 등 자녀의 생활에서 중요한 역할을 담당할 것이다. 케이트도 자신이 죽은 후에 자녀가 어떻게 살아갈지에 대해 걱정하고 있다. 자녀의 미래를 위해 후견인이나 재정 계획 등을 준비해야 할 것이다.

가장 중요한 방법 중 하나는 가족이 그들 스스로를 돕는 것으로, 정신분열병의 부모나 형제를 위해 같은 입장에서 편안하게 충고와 도움을 교환할 수 있는 지지집단에 참여하는 것이다. 케이트는 혼자 잘 대처해 나갈 부모는 없다는 사실을 경험을 통해 알 수 있었다. "외톨이가 되지 않기 위해 우리 모두는 함께 웃고 울고 스트레스를 나눌 수 있는 지지집단이 필요합니다……. 집단의 모든 사람은 똑같은 지옥을 경험했어요." 그녀는 가족 지지집단이 다양한 문제를 다루는 방법을 배울 수 있도록 서로 돕는다는 점에서 매우 중요하다는 것을 경험을 통해 배웠다. 경찰에 전화하는 방법, 자살 시도를 다루는 방법, 병원과 보험회사에 대처하는 방법 등이 그 예다. 또 다른 부모인 크리스틴은 "당신이 어떻게 해야 할지 모르는 문제에 대해 다른 부모는 대답해 줄 수 있을 거예요."라고 지적했다. 실제로 이 책에서 인터뷰한 모든 부모가 지지집단이 중요하다는 것을 반복해서 언급하였다.

• 다른 사람과 관계를 맺으라! 당신이 20년간 정신분열병 자녀

를 돌봐 왔더라도 그렇게 하라! 20년이 더 지나도 당신에게 도움이 될 모든 것을 알기는 힘들다.

- 지지집단이나 미국정신질환자연맹[NAMI] 같은 단체에 가입하라. 특히 경제적으로 풍족하지 않다면 질 좋은 서비스를 찾기가 매우 어려울 것이다. 따라서 당신은 지지가 필요할 것이다.
- 지지집단은 대처를 돕는다. 그것이 조직화된 집단인지 혹은 비공식적인 집단인지는 중요하지 않다. 당신은 혼자가 아니라는 사실을 알아야 한다.
- 가족 지지집단에 속히 가입하라! 삶의 어려움이 해결될 것이다.
- 지지집단은 당신이 당혹감을 극복하도록 도울 것이다. 당신은 지식과 지지, 이해를 얻게 될 것이다.

가족이 거주지역에서 지지집단과 접촉할 수 있도록 돕는 기관으로 미국정신질환자연맹과 국립정신건강협회[NMHA]가 있다. 또한 환자에게 지지를 제공하는 익명의 정신분열병회복협회[Schizophrenics Anonymous, Recovery, Inc.]와 국립정신건강소비자협회[National Mental Health Consumers]의 자조정보센터[Self-Help Clearing House]와 같은 기관이 있다.

폴: 회복에 관한 이야기

폴은 손목을 결박당한 채 병원에 입원한 1994년 10월 15일을 기억하고 있다. 그는 의대에 진학할 계획이었다. 그러나 공대를 1년 다닌 후 정신질환이 발병하여 학업을 중단할 수밖에 없었다. 갑자기 그는 CIA가 자신을 그들의 조직에 가입시키려 한다고 생각하기 시작했다. 폴은 겁에 질려 대학교회로 숨으려고 했지만, 극도로 흥분한 그의 행동을 보고 대학 경찰이 체포하여 인근 병원으로 이송하였다. 그는 2주 후 퇴원했으나 복학하지 못하고 집에서 부모의 보호를 받았다.

폴은 고등학교를 다닐 때에만 해도 매우 훌륭한 학생으로서 가족의 기대를 한몸에 받고 있었다. 하지만 대학에 진학하면서부터 학업과 대인관계를 매우 힘들어했다. 1년 후, 그의 성적은 '경제적 독립을 위한 유일한 수단'이었던 장학금이 끊길 정도로 매우 나빠졌다. 그는 여름 내내 캠프 지도자로 일하고 있었는데, 장학금이 중단되었다는 소식을 듣고 큰 충격을 받았다. 그리하여 공부를 열심히 해서 다시 장학금을 받아야겠다고 결심하고 학교로 돌아왔다. 폴이 정신병적으로 와해된 가장 직접적 원인은 공대 학장으로부터 장학금을 줄 수 없다는 통지를 받은 것이었다. 공부를 지속할 수 없게 되었다고 판단한 그는 18세라는 젊은 나이에 벌써 인생의 낙오자가 되었다는 것을 부모에게 알려야 한다는 사실에 몹시 당황스러웠다. 간호사와 택시기사였던 그의 부모님은 항상 그의 학업 성취를 자랑스럽게 여겨 왔다.

이후 몇 년간 폴은 다시 입원했던 몇 주를 제외하고 임시직으로 일하면서 시간을 보냈다. 처음에는 내키지 않았지만 주간 프로그램에 단기적으로 참석했다. "정말 시시한 미키마우스 이야기처럼 지루했어요. 우리는 쿠키를 굽고 지도 읽는 법을 배웠어요." 입원하지 않았을 때에는 단기 외래치료만 받았다. 입원을 할 때마다 동일한 일을 해야 했다. 폴은 특정 약물에 잘 적응하지 못하거나 약물이 효과가 없다는 이유로 약물 복용을 가끔 중단했다. 하지만 약물 복용을 중단한 가장 큰 이유는 다음과 같았다. "내가 거부했기 때문이에요. 아프면 가장 먼저 모든 것을 거부하게 돼요. 왜냐하면 아프다는 것을 증명해 줄 수 있는 엑스레이나 단층사진이 없고, 그래서 정말로 아프다는 것을 믿을 수 없었기 때문이에요……. 스스로 약물을 복용하는 것은 매우 중요한 일이지요."

폴은 무슨 일이 있어도 약물을 계속 복용해야만 한다는 사실을 배웠다. "마침내 알았어요. 약물을 복용하면 다른 사람과 마찬가지로 정상이 될 수 있다는 사실을요." 하지만 이러한 지식은 약 10년에 걸쳐 매우 어렵게 얻은 것이었다. "집에서 지내는 동안 나는 적어도 1년에 한 번 정도 입원했어요." 두 가지의 지속적인 문제가 그의 회복을 방해하였다. 병에 대한 부인과 약물 복용으로 인한 졸음 때문에 직업 기능에 어려움이 생긴 것이다. "나는 일을 좋아했지만 항상 일을 할 수는 없었어요. 어느 날 약을 먹고 간이식당에서 잠이 들었어요. 얼마 지나 깨어 보니 이미 해고되었더라고요. 식당에 앉아서 막 울던 것이 생생히 기억나요."

폴은 거주전환 프로그램을 통해 위기를 극복하는 것이 가능하다는 사실을 알게 되었다. 이 프로그램은 입원부터 외래치료까지 그의 모든 과거 진료 기록을 보유하고 있는 대학 의료센터가 지원하는 것이다. 프로그램은 주간 프로그램과 거주를 통합한 것이다. "글쎄요, 그러니까 이곳은 정말 노숙자를 위한 쉼터 같아요. 하지만 정말 좋은 쉼터지요. 그곳 직원은 정말 잘 보살펴 줍니다. 나는 꽤 괜찮은 룸메이트와 함께 에어컨이 있는 좋은 방을 사용했어요. 모든 것이 다 좋았어요."

폴은 시 정신건강 부서의 지원을 통해 집이 없는 정신병 청소년에게 제공하는 거주전환 프로그램을 성공적으로 '수료' 하였다. 그는 다음과 같이 설명했다.

> 훌륭한 프로그램을 통해 관리감독 되는 아파트는 큰 방과 거실이 있고 개인 욕실이 딸려 있는 깨끗한 곳이었는데 거기서 세 명이 함께 지냈어요. 직원은 우리가 잘 지내고 있는지를 며칠에 한 번씩 확인했어요. 우리는 훌륭한 저녁식사를 하고 있다는 것을 보여 주기 위해 경쟁적으로 다른 방의 친구와 함께 저녁 파티를 열었지요. 그리고 여행도 갔어요. 여름에는 메인 주에서 함께 휴가를 보내기도 했어요. 내 룸메이트도 나에게 좋은 영향을 주었어요. 그는 총명하지는 않았지만 포기할 줄 몰랐고 아주 훌륭한 윤리관을 가지고 있었

지요. 1994년 이후 처음으로 그 아파트에 머무는 1년간 입원하지 않았어요. 그곳에 도착하자마자 나는 신이 나를 돌보고 있다고 생각했지요.

현재 폴은 자신의 아파트에서 생활하면서 정신병을 앓고 있는 십대와 청소년을 위한 대변인으로 상근 근무를 하고 있다. 위원회의 공동 의장으로서의 활동은 소비자의 입장에서 다양한 프로그램의 결과를 감독하고, 자신이 지냈던 것과 같은 거주 프로그램의 효과를 분석하는 연구 작업을 수행하는 것이다. 그는 하나가 아닌 두 가지의 입장, 즉 대변인과 환자의 역할을 하면서 자신이 작성한 보고서가 주 전체의 정신건강 부서에서 공식적으로 인정받는 것을 자랑스럽게 여기고 있다. 그는 정신과 주치의의 지속적인 치료를 받으며 약물을 복용하고 있고, "가끔은 나에게 주어진 공적인 업무를 수행하는 데 스트레스를 받고 있어요."라고 인정하기도 했다. 얼마 전에 폴은 잠시 입원을 했다. "약간 당혹스러웠어요. 아마 내가 좀 더 준비를 해야 할 것이라고 모두 생각할 겁니다. 아직 일을 하기에는 문제가 있고, 기대만큼 열심히 일하고 있다고 생각되지는 않아요. 좀 더 노력해야겠지요."

하지만 폴은 사물의 밝은 면을 보고 있다고 믿는다. "한 정신과 의사가 말해 주었어요. '폴, 모든 일이 잘될 거예요.' 그렇게 말이지요. 정말 그랬어요." 그는 자신의 회복을 돕고 있는 부모와 의사를 신뢰하고 있다. "주치의는 최고였어요. 정말 잘 돌봐 주었어요.

한 사람은 주치의를 그만둔 후에도 병문안을 왔어요. 어머니가 내 병에 대해서 질문하면 시간이 많이 걸려도 개의치 않았어요. 의사가 우리 부모와 대화하려는 의지를 보인다는 점은 특히 중요했어요. 청소년 환자를 다루는 의사라면 누구든 부모와 대화를 나눌 필요가 있죠. 특히 18세 이상의 자녀를 두어 겁에 질리고 좌절한 부모는 알아야 할 것이 많아요."

가족에 대해 폴은 다음과 같이 말한다.

> 정말 최고예요. 나에게는 최고의 엄마와 아빠 그리고 형제가 있어요. 그들은 나를 포기하지 않았어요. 하지만 나를 적절하게 다루는 방법을 몰랐지요. 거주 프로그램이 회복의 열쇠가 되었다는 점을 인정합니다. 정신병은 당신 가족을 압도할 수 있으며 회복을 위해 많은 수단을 사용해야 한다는 점을 기억하세요. 우리 가족은 대단했어요. 부모님은 새끼에게 먹이를 물어다 주고 나는 법을 가르치고 스스로 살아갈 준비가 되었을 때 둥지 밖으로 내보내는 어미새와 같이 행동하셨어요. 예를 들어, 아버지는 내가 회복할 기회를 갖고 나 자신을 스스로 돌보기를 원했어요. 그래서 내가 프로그램을 중단하지 못하도록 했지요. 의사도 옳았어요. 모든 것은 더 좋아질 수 있어요.

05
정신분열병의 예방
– 도전 과제

새롭게 출현한 '비전형' 항정신병 약물을 통해 우리는 정신분열병의 주요 증상을 조절할 수 있다는 것을 알게 되었다. 하지만 지금까지 장애의 몇 가지 행동 측면은 효과적으로 다룰 수 없었다. 정신분열병 환자의 사회적 · 직업적 욕구에 초점을 둔 전통적인 외래치료 프로그램이 실패하면서 환자가 실제적으로 자신의 삶에 참여할 수 있도록 구성된 자기주장공동체훈련ACT과 같은 독창적인 개인치료가 집중적으로 발달하게 되었다. 하지만 성공적인 프로그램을 통해 정신분열병 환자가 사회로 재통합되고 있더라도 발병을 예방하는 것이 더욱 바람직하다는 점에 많은 사람이 동의하고 있다.

어떤 질병이든 예방에는 두 단계가 있다. 위험에 처해 있는 사람을 찾는 것과 그들에게 효과적인 치료를 찾는 것이다. 일반적인 방법에 따르면 질병의 예방은 세 수준으로 이루어진다. 1차 예방은 질병에 걸리기 이전에 백신을 맞는 것이다. 2차 예방은 병에 걸렸음을 알게 된 후에 이루어지는 것으로, 아직 고통과 능력 상실을 경험하기 전에 치료를 시작하는 것이다. 그리고 3차 예방은 고통과 능력 상실이 시작된 후에 더 심각한 악화를 막는 것이다. 정신분열병은 보편적인 장애의 징후가 없고 질병을 완전하게 이해한 상태가 아니라서 항상 조기에 감지하고 예방할 수 있는 것은 아니다. 예방 차원에서 치료를 원하는 일부 연구자는 정신분열병의 위험 요인에 대한 우선순위를 탐색하고 있으며, 한편으로 일부 연구자는 발병하기 바로 전에 나타나는 신호가 될 수 있는 사건을 찾으려고 한다.

보통 정신분열병은 어느 날 갑자기 나타나지는 않는다. 일부 연구에서 영아기와 같은 초기 아동을 대상으로 미래에 정신분열병이 될 수 있는 징후를 식별하였는데, 사회적 관계 형성 능력은 이후에 정신분열병에 걸릴 위험을 낮추는 것으로 나타났다. 또 다른 연구에서는 정신분열병의 위험을 가지고 있는 아동이 정상 아동보다 엄마와 사회적 접촉을 적게 하고, 낯선 사람을 두려워하지 않으며, 신경질적이고 까다로운 기질을 가지고 있다는 점에 주목했다. 충동성이나 불안정한 정서와 마찬가지로 아동기 및 초기 청소년기에 사회적 신뢰감이 부족하거나 고립된 놀이를 즐기는 경우 성장 후에 정신분열병을 앓을 수 있다. 보통 다른 아동과의 관계 부족은 미래의 정신분열병을 가장 자주 예측해 주는 성격 특성이다.

가족은 정신분열병이 발병하기 몇 주, 몇 달 혹은 몇 년 전에 질병의 발병을 강력하게 시사하는 애매모호한 증상을 보고할 수 있다. 대부분의 부모는 병이 본격적으로 진행되거나 증상이 출현하기 전에 자녀에게 나타난 변화를 감지할 수 있었을 것이라고 회상하였다. 예를 들면, 우울한 기분, 행동의 변화, 사회적 기능과 학업의 저하, 모호한 정신증적 사고 그리고 뭔가 잘못된 다른 비전형적인 징후가 있을 수 있는데, 이 모든 것이 첫 번째 정신증적 삽화가 발생하기 꽤 오래전에 나타났을 가능성이 있다. 또한 정신분열병 자녀를 둔 일부 부모는 앉기, 서기, 걷기, 말하기와 같은 중요한 초기 발달의 전체 혹은 일부가 약간 지체되었다는 것을 알았지만 당시에는 발달 지연을 심각하게 받아들이지 않았다고 회상하였다.

질병이 완전히 발병하기 이전 기간을 **전구기**(2장에 정신분열병의 징후 및 초기 증상의 목록이 제시되어 있다)라고 부른다. 이 기간 동안 정신병의 개시를 예방할 수 있는 중재를 하거나 성인기의 정신분열병을 만성화하고 악화시키는 부적 증상을 지연 혹은 예방함으로써 결과를 호전시킬 수 있을 것이다. 연구자의 바람은 아동기에 초기 위험 요인을 식별하여 즉시 중재함으로써 장기적으로 증상의 발달을 완전히 막는 것이다. 예를 들어, 정신분열병이 현저해지기 전에 신경학적 · 인지적 전조를 식별할 수 있다면 역기능적 신경계에 초점을 둔 새로운 신체적 치료의 발달이 가능해질 것이다.

이와 같은 예방 연구는 질병 경과 중 초기 중재를 통해 여러 번의 재발을 경험한 정신분열병 환자가 점차 악화되는 것을 멈추게 할 것이다. 오늘날 이용할 수 있는 치료는 단지 질병의 특징인 퇴행적 진행을 사전에 부분적으로 차단하면서 질병의 진행을 효과적으로 저지하기를 기대하는 것뿐이다.

정신의학이 과거 몇 년간 정신분열병에 대해 상당히 많은 지식을 쌓아 왔지만 시급하게 연구해야 할 영역은 여전히 많다.

- 정신병 고위험군이 보이는 질병 초기의 징후 식별
- 초기 중재를 위한 정신병 진행의 개시 식별
- 지속적인 질병 경과를 예측해 주는 첫 번째 정신증적 삽화의 징후와 증상 식별
- 정신증적 과정에서 초기 신경 발달이 담당하는 역할의 식별
- 장애에 대한 보편화된 연구가 아닌 청소년기 발병 정신분열병에 대한 세분화된 연구
- 초기 중재를 증진시키기 위한 정신분열병 초기 징후와 증상에 대한 대중과 건강관리 사회복지사의 교육

정신분열병을 충분히 예방할 수 있게 될 때까지 우리가 가질 수 있는 희망은 병의 전조가 될 수 있는 전구 징후나 증상을 초기에 감지하여 신속하게 중재하는 것이다. 이러한 역할은 부모가 할 수 있다. 부모는 청소년기 자녀가 보이는 정신분열병과 관련된 초기 전구 징후를 관찰하기에 가장 좋은 위치에 있기 때문이다. 따라서 부모가 자녀의 초기 증상을 깨닫고 인식하는 것이 중요하다. 많은 지역사회 주민은 정신분열병을 제대로 이해하지 못하여 정신분열병을 두려워하기도 한다. 정신분열병의 징후는 단지 두렵게 보일 뿐이라는 점을 많은 사람이 이해하게 된다면 질병의 징후로 인한 무기력감은 줄어들 것이다.

정신분열병 자녀를 두고 오랫동안 이 분야에서 활동한 바바라는 학교가 정신분열병과 그 초기 중재의 중요성에 대해 부모와 교사를 교육시키는 중심 역할을 담당해야 하고 또 담당할 수 있다고 믿고 있다.

학교는 우리 지역에 있는 유일한 사회기관이며, 이것은 어디나 마찬가지입니다. 모든 도시에는 학교가 있고, 일정 시기가 되면 모두 학교에 다닙니다. 따라서 학교를 통해 유인물, 팸플릿, 소책자 등을 배포하는 것은 정말 중요합니다. 정신분열병에 대한 정보에는 이 병이 무엇이고, 누가 취약하며, 증상은 어떻고, 예상되는 것은 무엇이며, 병에 걸렸을 때 어디로 가야 하는가에 대한 내용이 담겨 있어야 합니다. 이러한 정보를 우리는 학교를 통해 얻어야 하며, 이를 통해 부모와 교사가 어떻게 해야 하는가를 알아야 합니다. 다음으로 학교는 부모가 NAMI와 같은 기관에 자녀를 의뢰하는 방법을 알려 주어야 합니다. 바로 이것이 우리 자녀가 초기 중재를 받을 수 있도록 하는 방법입니다.

06
행동하기

가족은…… 이미 정신장애를 가진 가족으로 인해 힘겨워하고 있다. 우리에게 필요한 것은 가족을 도울 수 있는 시스템이다. 우리는 가족과 환자를 위한 다양한 일대일의 도움을 필요로 한다. 우리는 고립과 오명, 공포 그리고 고통을 끊어 줄 군대가 필요하다.

—모에 암스트롱Moe Armstrong, 정신과 환자이자 대변자

미국정신질환자연맹NAMI은 1979년 정신분열병을 포함하는 심각한 정신병을 앓고 있는 아동의 부모가 설립하였다. 그들은 정신병이 가족에게 미치는 심각하고 파괴적인 영향력에 맞서기 위해 정서적 지지에 대한 욕구와 대처 전략 및 자원에 대한 정보를 공유하였다. 그러나 초기 단순한 모임에서 시작한 NAMI는 현실에 발맞춰 힘을 키워 나갔고, 정신장애에 대한 적절한 서비스를 개발하도록 주정부에 정치적 압력을 행사하는 단체가 되었다. 이 단체의 웹사이트에 의하면, 오늘날 NAMI는 심각한 정신병 환자와 가족 그리고 동료를 위한, 대중을 근간으로 하는 비영리의 자기 조력과 지원 및 지지 기관이다.

심각한 정신병을 앓고 있는 1,500만 명 이상의 미국인과 그 가족에게 합당한 서비스와 치료를 위해…… 1,000여 개 이상의 지부와 50개의 주정부 기관에서 수십만 명의 자원봉사자가 정신병 환자와 그 가족을 위해 교육과 지원, 오명을 없애기 위한 노력, 연구를 위한 기금 마련, 적절한 건강보험, 주거, 재활, 직업을 위해 활동하고 있다.

NAMI는 현재 구성원의 이익을 위하여 로비 활동을 하는 거대한 전국 조직이다. 정신분열병과 같은 심각한 정신병 아동의 부모가 지원을 받거나 활동하기 위해서는 이 단체에 가입해야 한다.

핵심 서비스 얻기

정신분열병 아동의 부모가 직면한 문제 중 하나는 유용한 서비스가 부족하다는 점이다. 항정신병 약물을 처방할 수 있는 의사를 찾는 것은 비교적 쉬운 편이지만 외래 프로그램, 주간 치료시설, 주거, 사회 및 직업재활 프로그램, 교육 지원 혹은 정신분열병 환자를 상담하는 기관 등을 찾는 것은 결코 쉽지 않다. 부모는 정신분열병 청소년이 이용할 수 있는 서비스의 범위를 확대하고 있는 NAMI에서 도움을 얻을 수 있다.

미국에서는 정신건강 시스템을 구성하고 있는 기관, 시설, 프로그램 간의 연계가 체계적이지 못하여 기금을 마련하는 데 어려움이 있는데, 정신분열병과 같은 심각하고 지속적인 질병의 경우는 더욱 그렇다. 심각한 정신병 환자에게 필수적인 많은 서비스를 제공하는 것에 대한 반대가 너무나 강력하여, 1999년 미국 공중보건국 장관은 모든 종류의 뇌 기능장애에 대한 신경과학적 연구의 진전에도 불구하고 치료에 대한 장애물이 전국에 산재하고 있다는 보고서를 제출하였다. 어떤 장애물은 사회적이고 차별적이며, 어떤 장애물은 특정 치료에 대한 보험 지급 거절과 같이 재정적인 것과 관련이 있다. 공중보건국 장관은 "우리는 병에 대한 오명과 이러한 장애물로 초래된 정신병으로부터의 회복과 관련된 부당한 절망감을 허용해 왔습니다."라고 언급했다.

지금도 장애물이 존재하고 있다. 이 책에서 인터뷰한 부모는 처음 진단받은 환자가 '문제를 인식'하고 있는 경우를 더 선호하는 외래 프로그램으로부터 외면당하는 것을 당연하게 생각하고 있었다. 보험회사에서는 사회 및 직업재활 프로그램을 '사교클럽' 정도로 생각하고 비용을 지불하지 않으려 하고 있다. 마찬가지로 모든 공공 정신건강 서비스 비용의 반 정도를 지원하고 있는 의료보호제도에서는 전체 정신건강 서비스를 선택 사항으로 간주하고 있어서 각 주에서 그 비용을 꼭 부담할 필요는 없다. 자기주장공동체훈련[ACT] 프로그램은 각 환자에 대한 융통성 있는 맞춤식 치료 프로그램으로 널리 알려져 있다. 그러나 현재는 몇 개의 주에서만 실시되고 있다. 의료보호제도에서는 ACT를 선택 프로그램으로 생각하고 있으며 몇몇 주에서는 이 서비스를 치료에 포함시키기 위해 자발적으로 기금을 조성하고 있다. 정신과 환자가 병에 얽매이지 않고 좀 더 정상적이며, 일상적인 삶을 살도록 돕는 사려 깊은 접근법이 개발되고 있지만, 그것은 규모가 작고 국지화되어 있어서 프로그램 창시자의 카리스마 있는 리더십에 의존하고 있다. 더욱이 이러한 프로그램의 효과는 아직 검증되지 않고 있다.

현재 정신분열병 환자는 병이 재발되면 부유한 경우를 제외하곤 간헐적으로 단기 입원을 하면서 약물로 증상을 조절하는 치료에 의존하고 있는 상태다. 사회 및 직업 기능을 방해하는 만성 질병을 가진 환자와 가족이 일상생활에 적응할 수 있도록 돕는 프로그램은 매우 적다. NAMI를 통한 치료 작업은 완전한 회복에 초점을 둔 심각한 정신병에 대한 재활 서비스로서 환자가 할 수 있고 또 해야 하는 활동을 포함하고 있다. 실제로 부모는 NAMI나 다른 국민 지원기관을 통해 정신분열병 환자의 회복을 돕기 위해서 증상 조절을 위한 약물치료뿐만 아니라 서비스를 위한 정치 활동과 로비를 할 수 있다. 3장에서 소개한 점프스타트, 공동체 생활, 미시간 교육지원 프로그램 등은 효과가 확인되었음에도 불구하고 사라질 위기에 처해 있다. 부모가 주정부의 정신건강 부서에 더 많은 지원을 요구해야 자녀가 서비스를 받을 수 있다. 정신분열병과 물질남용을 함께 다루는 웨스트브리지와 같은 프로그램은 약물을 지나치게 사용하는 청소년 정신분열병 환자에게 적절한 프로그램으로 알려져 있지만 그 역시 매우 부족하다. 부모는 거주하고 있는 주 내에서 폭넓게 이루어지고 있는 치료에 대해서도 회복지향 프로그램을 포함할 것을 요구할 수 있고 또 요구해야만 한다. 이 프로그램은 심각한 정신질환 환자가 절망이 아닌 희망적인 삶을 살 수 있다는 인식을 돕고 있다.

다른 사람을 교육시키기

정신분열병 아동이나 청소년을 둔 부모는 질병에 관해 다른 사람을 교육하기에 좋은 위치에 있다. 프랭크와 바바라는 자신의 이야기를 공개하라고 말하고 있다. 그렇게 행동하면 기분이 더 좋아지고 거리낌없이 말하는 것이 좋다는 것을 다른 사람도 깨달을 수 있다. 프랭크는 아들의 병을 공개하면서 다섯 명 중 세 명 정도는 자신처럼 심각한 정신병을 가진 가족이 있다는 사실을 알게 되었다. 가족 중에 정신병 환자가 없는 다섯 명 중 두 명은 프랭크의 병에 대하여 알게 됨으로써 이전에는 모르고 있었던 정신장애가 이상한 것이 아니라는 사실을 인식하는 계기가 되었을 것이다. 친구와 동료에게 자녀의 병에 대해 개방적으로 이야기하는 부모는 모든 사람이 정신병을 당혹스럽고 부끄러우며 두려운 것으로 여기지는 않는다는 것을 보여 줌으로써 오명에 효과적으로 맞서고 있는 것이다.

부록 1: 정신분열병 진단기준

1. **특징적 증상**: 다음 증상 가운데 2개(또는 그 이상)가 있어야 하며 1개월 중 상당 기간 동안 존재해야 한다(단, 성공적으로 치료된 경우는 짧을 수 있음).

   ① 망상
   ② 환각
   ③ 와해된 언어(예: 빈번한 탈선 혹은 지리멸렬)
   ④ 심하게 와해된 행동이나 긴장증적 행동
   ⑤ 음성 증상, 즉 정서적 둔마, 무논리증 또는 무욕증

   ※ 주의: 만약 망상이 기괴하거나, 환각이 계속적으로 행동 또는 생각에 대해 간섭하는 목소리이거나, 둘 또는 그 이상이 서로 대화하는 목소리일 경우에는 1개 증상만 있어도 된다.

2. **사회적 · 직업적 기능부전**: 발병 이후 상당 기간 동안 직업이나 대인관계 또는 자기 관리와 같은 하나 또는 그 이상의 주요 생활 영역의 기능 수준이 발병 이전과 비교하여 현저히 감소되어 있다(또는 소아기나 청소년기에 발병될 경우에는 대인관계, 학업 또는 직업 분야에서 적절한 성취를 이루지 못한다.).

3. **기간**: 장해의 징후가 적어도 6개월 이상 지속되어야 한다. 6개월의 기간은 진단기준 1을 충족시키는 증상(활성기 증상)이 존재하는 기간을 적어도 1개월 포함하고 있어야 하며(또는 성공적으로 치료되면 더 짧을 수 있음), 이 기간은 전구기와 잔류기를 포함할 수 있다. 전구기나 잔류기에는 음성 증상만 있거나 진단기준 1에 있는 증상 가운데 2개 이상의 증상이 약화된 형태로 나타난다(예: 괴상한 믿음, 이상한 지각 경험).

4. **분열정동장애와 기분장애의 배제**: 분열정동장애와 정신증적 양상이 있는 기분장애는 다음과 같은 이유로 배제될 수 있다. ① 주요우울증, 조증 또는 혼재성 삽화가 활성기 증상과 동시에 나타나지 않는다. ② 만약 활성기 증상이 있는 기간 중에 기분 삽화가 발생한다면 활성기와 잔류기에 비해 전체 삽화의 기간이 상대적으로 짧다.

5. **물질 및 일반의학적 상태의 배제**: 장해가 물질(예: 남용 약물이나 투약 약물)이나 일반의학적 상태의 직접적인 생리적 효과로 인한 것이 아니다.

6. **광범위성 발달장애와의 관계**: 만약 자폐성 장애나 다른 광범위성 발달장애의 과거력이 있을 때는 현저한 망상이나 환각이 적어도 1개월 이상 지속될 경우에만(성공적으로 치료되면 더 짧을 수 있음) 추가로 정신

분열병의 진단을 붙인다.

〈장기 경과의 세부 진단〉

활성기 증상이 시작된 지 적어도 1년이 경과되어야 적용할 수 있다.

- 삽화 중간에 잔류 증상이 있는 삽화성(삽화는 현저한 정신증적 증상의 재출현으로 정의됨), 세분할 것: 현저한 음성 증상이 있는 것
- 삽화 중간에 잔류 증상이 없는 삽화성
- 지속성(현저한 정신증적 증상이 전체 관찰 기간 동안 지속됨), 세분할 것: 현저한 음성 증상이 있는 것
- 부분 관해 상태가 되는 단일 삽화, 세분할 것: 현저한 음성 증상이 있는 것
- 완전 관해 상태가 되는 단일 삽화
- 기타 유형 또는 불특정

출처: Reprinted by permission from the *Diagnostic and Statistical Manual of Mental Disorders*. Copyright 2000. American Psychiatric Association.

부록 2: 자기주장공동체훈련(ACT)과 고용지원 프로그램

2003년 주 정신건강 프로그램 감독연구협회의 국립협회(National Association of State Mental Health Program Directors: NASMHPD)는 심각한 정신질환을 위한 다양한 증거 기반 서비스의 이행 여부를 확인하기 위해 컬럼비아 특별구를 포함한 총 50개 주에서 조사를 실시했다. 몇몇 주는 알 수 없는 이유로 조사에 응하지 않았다. 자기주장공동체훈련(Assertive Community Treatment: ACT) 프로그램과 고용지원 프로그램에 관한 결과는 다음 표에 주 단위로 구분하여 제시하였다. 당신의 주에서 이용 가능한 프로그램에 대한 정보를 더 많이 얻기 위해 거주하는 주의 정신건강 사무소를 찾고자 한다면 NASMHPD 웹사이트를 이용하라.

자기 주장 공동 체훈련(ACT)과 고용 지원 프로그램: 주별 분류

주	ACT 프로그램	고용 지원
앨라배마	몇몇 지역에 있음	몇몇 지역에 있음
알래스카	없음	몇몇 지역에 있음
애리조나	몇몇 지역에 있음	주 전체에 있음
아칸소	몇몇 지역에 있음	몇몇 지역에 있음
캘리포니아	몇몇 지역에 있음	주 전체에 있음
콜로라도	몇몇 지역에 있음	몇몇 지역에 있음
코네티컷	몇몇 지역에 있음	주 전체에 있음
델라웨어	주 전체에 있음	주 전체에 있음
워싱턴	주 전체에 있음	몇몇 지역에 있음
플로리다	주 전체에 있음	몇몇 지역에 있음
조지아	몇몇 지역에 있음	주 전체에 있음
하와이	몇몇 지역에 있음	몇몇 지역에 있음
아이다호	몇몇 지역에 있음	주 전체에 있음
일리노이	주 전체에 있음	주 전체에 있음
인디애나	몇몇 지역에 있음	실행 계획을 가지고 있음
아이오와	조사에 참여하지 않음	조사에 참여하지 않음
캔자스	몇몇 지역에 있음	주 전체에 있음
켄터키	몇몇 지역에 있음	몇몇 지역에 있음
루이지애나	몇몇 지역에 있음	몇몇 지역에 있음
메인	주 전체에 있음	주 전체에 있음
메릴랜드	지도자 프로그램	몇몇 지역에 있음
매사추세츠	주 전체에 있음	주 전체에 있음
미시간	조사에 참여하지 않음	조사에 참여하지 않음
미네소타	몇몇 지역에 있음	몇몇 지역에 있음
미시시피	조사에 참여하지 않음	조사에 참여하지 않음
미주리	지도자 프로그램	주 전체에 있음
몬태나	몇몇 지역에 있음	몇몇 지역에 있음
네브래스카	몇몇 지역에 있음	몇몇 지역에 있음
네바다	주 전체에 있음	주 전체에 있음

주	ACT 프로그램	고용 지원
뉴햄프셔	몇몇 지역에 있음	몇몇 지역에 있음
뉴저지	주 전체에 있음	주 전체에 있음
뉴멕시코	실행 계획을 가지고 있음	주 전체에 있음
뉴욕	주 전체에 있음	주 전체에 있음
노스캐롤라이나	몇몇 지역에 있음	없음
노스다코타	주 전체에 있음	주 전체에 있음
오하이오	실행 계획을 가지고 있음	주 전체에 있음
오클라호마	몇몇 지역에 있음	몇몇 지역에 있음
오리건	몇몇 지역에 있음	몇몇 지역에 있음
펜실베이니아	몇몇 지역에 있음	몇몇 지역에 있음
로드아일랜드	주 전체에 있음	주 전체에 있음
사우스캐롤라이나	몇몇 지역에 있음	몇몇 지역에 있음
사우스다코타	몇몇 지역에 있음	없음
테네시	몇몇 지역에 있음	몇몇 지역에 있음
텍사스	주 전체에 있음	주 전체에 있음
유타	지도자 프로그램	주 전체에 있음
버몬트	몇몇 지역에 있음	주 전체에 있음
버지니아	몇몇 지역에 있음	없음
워싱턴	몇몇 지역에 있음	몇몇 지역에 있음
웨스트버지니아	실행 계획을 가지고 있음	주 전체에 있음
위스콘신	조사에 참여하지 않음	조사에 참여하지 않음
와이오밍	지도자 프로그램	실행 계획을 가지고 있음

출처: National Association of State Mental Health Program Directors Research Institute (NRI), March 2004. www.nri-inc.org/profiles02/11EBP2003.pdf. Accessed 11/23/04.

용어 정리

2004 장애인교육향상법(Individuals with Disabilities Education Improvement Act of 2004: IDEA): 일반교육 서비스의 혜택을 받기 위한 능력에 영향을 주는, 장애를 가진 학생에게 적용하는 연방 특수교육법

504조항(Section 504): 하나 혹은 그 이상의 주요 생활 활동을 제약하는 신체 및 정신적 손상을 가지고 있는 학생에게 적용되는 1973년 재활법의 일부

5-HTT: 뇌의 세로토닌 양의 조절을 돕는 유전자. 다양한 유전자가 특정 불안장애와 관련된 세로토닌의 수준을 낮춤

가정폭력(domestic violence): 결혼이나 데이트와 같이 친밀한 관계 안에서 발생하는 폭력

감마아미노뷰티르산(gamma-amino-butyric acid: GABA): 다른 신경전달물질의 방출을 차단하여 뉴런에서 신경 신호가 일어나지 않도록 억제하는 신경전달물질. 불안 억제를 돕는 것으로 알려져 있음

강박관념(obsession): 침투적이며 부적절한 것으로 지각되면서 불안과 고통을 일으키는 사고, 충동 혹은 정신적 상이 재현되는 것

강박-충동 스펙트럼장애(obsessive-compulsive spectrum disorder): 강박관념이나 충동과 유사한 문제를 가지는 장애 집단으로, 강박-충동장애와 유사한 치료 반응을 보일 수 있음

강박-충동장애(obsessive-compulsive disorder: OCD): 재발적이며 통제되지 않는 강박관념이나 충동이 특징인 불안장애

강박 충동(compulsion): 완고한 규칙을 따르거나 강박적 반응 수행에 대한 추동을 느끼는 사람의 반복적인 행동 및 정신 활동

개별화교육계획(individualized educational plan: IEP): IDEA에서 제공하는 서비스에 대한 자격을 가진 개별 학생을 위한 서면으로 된 교육계획

건강관리기관(health maintenance organization: HMO): 회원이 HMO에서 일하는 건강진료 직원을 활용할 수 있게 한 관리의료 계획의 한 유형

건강보험(Medicaid): 연방과 주정부 재정을 결합하여 적합한 기준에 부합하는 저소득층에게 신체 및 정신건강 의료를 제공하는 공공보험 프로그램

건강염려증(hypochondriasis): 무해한 신체상의 징후나 감각에 대한 잘못된 해석을 바탕으로 자신이 심각한 질병에 걸렸다는 생각에 몰두하는 강박 스펙트럼장애

고전적 조건화(classical conditioning): 생득적 반응을 야기하는 자극과 중립 자극이 짝을 이뤄 형성된 정신적 연합. 시간이 지나면서 중립 자극은 그 자체만으로 반응을 일으키게 됨

공병률(comorbidity): 두 가지나 그 이상의 장애가 개인에게 동시에 나타나는 것

공황발작(panic attack): 갑작스럽게 나타나는 기대되지 않은 강렬한 공포감과 빠른 심장박동, 숨가쁨, 발한과 같은 신체 증상이 동반되는 것에 대한 염려

공황장애(panic disorder): 공황발작의 재발과 이에 대한 지속적인 공포가 특징인 불안장애. 심장발작처럼 발작이 재앙적 결과를 가져올 것이라는 신념으로부터 공포가 일어남

과민성 대장증후군(irritable bowel syndrome): 대장이 적절히 기능하지 못하여 복부 경련, 복부 팽만, 변비 혹은 설사와 같은 증상을 보이는 스트레스 관련 소화장애

관리의료(managed care): 건강관리 비용을 통제하기 위해 만들어진 시스템

광장공포증(agoraphobia): 공황장애와 연합된 회피. 공황발작이 일어났을 때 도움을 받을 수 없거나 도움을 받기 어려운 장소 혹은 상황에 대한 회피와 연합된 공포가 특징임

급성 스트레스장애(acute stress disorder): 외상 사건을 경험한 후에 한 달간 지속되어 나타나는 불안장애. 외상, 회피, 각성의 증가, 해리적 증상을 재경험하는 것이 특징임

급성 외상후 스트레스장애(acute post-traumatic stress disorder): 1~3개월간 지속되는 외상후 스트레스장애

기분안정제(mood stabilizer): 극단적인 기분의 동요를 정상으로 되돌리도록 돕는 약물

기저핵(basal ganglia): 운동과 행동에서 핵심 역할을 담당하는 뇌 내부의 신경 다발

기질(temperament): 특정한 방식으로 사건에 반응하게 하는, 시간에 걸쳐 상대적으로 안정적인 개인의 타고난 경향성

노르에피네프린(norepinephrine): 각성, 수면, 혈압의 조절을 돕는 신경전달물질. 과도한 양의 노르에피네프린은 불안을 유발함

노출치료(exposure therapy): 안전한 조건 아래서 공포를 느끼는 대상이나 상황에 체계적으로 직면하도록 가르치는 인지행동치료의 한 형태. 공포를 느끼는 자극이 실제로 위험하지 않다는 것을 학습하는 것이 목표임

노출과 반응 방지(exposure and response prevention: EX/RP): 강박장애 치료에 사용되는 인지행동치료의 한 형태. 노출은 강박적 디스트레스를 일으키는 사고나 상황에 개인을 일부 직면시키는 반면, 반응 방지는 직면하는 동안 디스트레스를 감소시키기 위한 강박 행동을 자발적으로 삼가도록 하는 방법

노출과 의식적 행동 방지(exposure and ritual prevention): 노출과 반응 방지 참조

뇌하수체(pituitary gland): 뇌 기저에 위치한 작은 분비선. 뇌하수체는 다른 분비선의 호르몬을 통제하고 발육, 신진대사, 생식 작용의 조절을 도움

뉴런(neuron): 두뇌 등의 영역에서 정보를 송신, 수신, 처리하도록 분화된 신경세포

대뇌피질(cerebral cortex): 언어, 정보처리와 같은 고차적 사고과정을 담당하는 뇌 영역

도파민(dopamine): 운동에 핵심적이며 동기와 현실 지각에 영향을 미치는 신경전달물질

등교 거부(school refusal): 학교에 등교하는 것에 대한 극단적인 거부

투렛증후군(Tourette's syndrome): 빈번한 근육 틱이 특징인 신경학적 장애

만성 외상후 스트레스장애(chronic post-traumatic stress disorder): 3개월 이상 경과된 외상후 스트레스장애

무선화된 통제 시행(randomized controlled trial): 참여자를 치료집단이나 통제집단에 무선 할당하여 시행하는 연구. 통제집단은 전형적으로

위약이나 비특수화된 심리치료 혹은 표준화된 치료 중 하나를 받음. 이 연구방법은 시간이 지나면서 일어난 치료집단의 변화가 치료 자체에 의한 것이라는 결론을 가능하게 함

발모광(trichotillomania): 자신의 머리카락을 잡아 뽑고 싶은 추동을 느껴 탈모하게 되는 강박 스펙트럼장애

베타 차단제(beta-blocker): 고혈압이나 심장 문제에 주로 처방되는 약물. 수행불안에도 종종 처방됨

벤조디아제핀(benzodiazepine): 뇌에서 GABA의 수준을 증가시키는 것으로 알려진 항불안제

보호 요인(protective factor): 장애가 발병할 가능성을 감소시키는 특성

부스피론(buspirone, BuSpar): 뇌에서 도파민 활동을 감소시키고 세로토닌의 활동성을 증가시키는 항불안제

부신(adrenal glands): 신장 위쪽에 위치한 분비기관. 여기서 분비되는 호르몬은 신체의 스트레스 반응을 포함한 많은 생리 기능의 조절을 돕는 역할을 함

부신피질 호르몬(adrenocorticotropic hormone: ACTH): 뇌하수체에서 방출되는 호르몬

부신피질자극 호르몬 방출 변인(corticotropin-releasing factor: CRF): 시상하부에서 방출되는 호르몬

부작용(side effect): 약물에 의한 계획되지 않은 효과

분리불안장애(separation anxiety disorder): 주로 아동기에 발견되는 불안장애로서 부모나 집으로부터 분리되는 것에 대한 과도한 불안을 나타냄

불면증(insomnia): 수면에 들거나 수면을 유지하는 것의 어려움

불안(anxiety): 미래의 위험이나 불운에 대해 미리 근심하는 것

불안장애(anxiety disorder): 반복되거나 장기적으로 지속되는 과도한 공

포나 걱정의 특성을 가진 장애군. 장애의 증상은 디스트레스나 일상 활동을 방해하는 원인이 됨

비전형 항정신병 약물(atypical antipsychotic): 새로운 항정신병 약물 중 하나. 어떤 비전형 항정신병 약물은 기분안정제로 사용되기도 함

사회공포증(social phobia): 사회불안장애 참조

사회불안장애(social anxiety disorder): 개인이 낯선 사람에게 드러나거나 타인의 주목을 받을 수 있는 사회적 장소에서 현저한 공포가 특징적으로 나타나는 불안장애

삼환계 항우울제(tricyclic antidepressant): 두뇌에서 세로토닌과 노르에피네프린의 농도와 활동성에 영향을 미치는 오래된 항우울제. 우울증뿐만 아니라 불안장애에도 처방됨

서비스 시점계획(point of service(POS) plan): 고용이나 공제비의 부담을 줄이기 위해 건강관리기관(HMO)이나 지정의료기구(PPO) 네트워크에 속하지 않은 서비스 공급자를 회원이 활용한다는 점 외에는 전통적인 건강관리기관이나 지정의료기구와 유사한 관리의료 계획의 한 유형

선택적 세로토닌 재흡수 억제제(selective serotonin reuptake inhibitor: SSRI): 뇌에서 세로토닌의 농도와 활성화에 영향을 미치는 항우울제. 우울증뿐만 아니라 불안장애에도 광범위하게 처방됨

선택적 함구증(selective mutism): 물리적으로나 정신적으로 표현 능력을 가지고 있는 아동이 특정한 사회적 상황에서 말하는 것을 전적으로 거부하는 보기 드문 장애

섭식장애(eating disorder): 섭식 행동의 심각한 혼란이 특징인 장애. 섭식을 극단적으로 제한하거나 너무 많은 양을 섭식한 후 스스로 구토를 유도하거나 하제를 오용하여 보상을 시도하기도 함

세로토닌(serotonin): 기분, 수면, 식욕, 성욕의 조절을 돕는 신경전달물질.

세로토닌 수준이 낮은 것은 불안과 우울 모두와 관계가 있음

세로토닌-노르에피네프린 재흡수 억제제(serotonin-norepinephrine reuptake inhibitor: SNRI): 두뇌에서 세로토닌과 노르에피네프린의 농도와 활동성에 영향을 미치는 항우울제. 우울증뿐만 아니라 불안장애에도 처방됨

소거(extinction): 고전적 조건화를 통해 학습된 반응의 약화

수송체(transporter): 신경전달물질로 불리는 화학적 메시지를 운반하는 분자로서 원 메시지를 보낸 신경세포로 되돌아옴

수용기(receptor): 신경전달물질과 같은 특수 화학작용을 인식하는 화학분자. 화학적 메시지를 한 신경세포에서 다른 세포로 전달하기 위해 이 분자는 수용 신경세포의 표면에 위치한 수용체와 꼭 맞아야 함

수행불안(performance anxiety): 대중 앞에서 특정 과제의 수행과 관련해 과도한 공포를 보이는 사회불안의 한정된 형태

시냅스(synapse): 분리된 신경세포 간의 틈

시상(thalamus): 입력된 감각 정보에 대한 중계 역할을 담당하는 두뇌 구조

시상하부(hypothalamus): 신경과 호르몬 체계를 위한 명령 중추로서의 기능을 담당하는 뇌 영역

시상하부-뇌하수체-부신축(hypothalamic-pituitary-adrenal axis: HPA axis): 시상하부, 뇌하수체, 부신선과 이러한 구조가 분비하는 물질을 포함하는 신체 시스템

신경성 식욕부진증(anorexia nervosa): 비만에 대한 강력한 공포를 가지고 있으며 음식 섭취를 극도로 거부하고 아사 직전까지 가기도 하는 섭식장애

신경성 폭식증(bulimia nervosa): 엄청난 양의 음식을 먹은 다음 강제로 구

토하거나, 하제나 이뇨제 복용 혹은 과도한 운동을 통해 음식을 제거하는 섭식장애

신경전달물질(neurotransmitter): 두뇌 내부에서 메신저와 같은 역할을 하는 화학물질

신체변형장애(body dysmorphic disorder): 일상에서 겪는 심각한 스트레스나 중요한 문제로 인해 자신의 외모에 결함이 있다고 집착하게 되는 강박 스펙트럼장애

심리적 경험보고(psychological debriefing): 외상적 사건 이후 즉시 생존자에게 제공하는 정신건강 서비스. 생존자가 자신의 감정을 이해하고 고통을 줄이고 앞으로 직면할 수 있는 문제에 대비하도록 돕는 것이 목표임

(임상)심리학자(psychologist [clinical]): 정신장애와 정서장애를 평가하고 치료하는 정신건강 전문가

안구운동 둔감화 및 재처리운동(eye movement desensitization and reprocessing: EMDR): 노출치료 요소와 유도한 주의이동을 결합한 외상 후 스트레스장애의 치료 형태

물질남용(substance abuse): 물질의 영향에 의한 위험한 행동 혹은 물질과 관련된 대인관계적, 사회적, 법적 문제와 같은 부정적인 결과에도 불구하고 알코올이나 기타 약물을 지속적으로 사용하는 것

연쇄상구균 감염에 의한 소아 자가면역 신경정신의학적 장애(pediatric autoimmune neuropsychiatric disorders associated with streptococcal infections: PANDAS): 연쇄상구균의 감염에 의한 강박증 형태의 자가면역 아동기 질환

오명(stigma): 특정 집단에 대한 고정관념과 편견 그리고 차별

외상후 스트레스장애(post-traumatic stress disorder: PTSD): 외상 사건에 노출된 이후 나타나는 불안장애. 외상의 재경험, 회피와 감각 상

실, 각성 증가가 증상임

우울(depression): 저하된 기분을 느끼거나 거의 하루 종일 과민해 있거나 대부분의 것에 흥미나 즐거움을 상실하는 장애

위약(placebo): 실제 약처럼 보이지만 활성 성분을 포함하고 있지 않은 설탕으로 된 알약

위험 요인(risk factor): 장애를 발달시킬 개인의 가능성을 증가시키는 특성

의료 요구(medical necessity): 관리의료에서 건강보험 서비스에 대한 비용을 지불할 것인가를 결정하기 위해 사용하는 기준. 이 기준을 만족시키기 위해서는 서비스가 환자의 건강보장 욕구에 부합하도록 의학적으로 적절하고 필요한 것으로 인정되어야 함

인지행동치료(cognitive-behavioral therapy: CBT): 부적응적인 행동을 식별하고 변화시키는 동시에 자기 패배적인 사고 패턴을 인식하고 변화시키도록 돕는 치료 형태

일반화된 불안장애(generalized anxiety disorder: GAD): 수많은 서로 다른 것에 대한 과도한 불안과 걱정이 특징인 불안장애

일반화된 사회불안장애(generalized social anxiety disorder): 대부분의 사회적 상황에서 발생하는 사회불안장애

자율신경계(autonomic nervous system): 내부 기관의 기능을 불수의적으로 조절하는 신경계의 일부

재흡수(reuptake): 신경전달물질이 그것을 최초로 방출한 신경세포의 방출 가지로 재흡수되는 과정

적대적 반항장애(oppositional defiant disorder): 비일상적으로 빈번히 나타나는 반항, 적대성 혹은 협동의 부족을 지속적으로 보이는 것이 특징인 장애

전전두엽(prefrontal cortex): 대뇌피질의 앞부분. 복잡한 사고, 문제 해결, 정서 기능을 담당

정서처리이론(emotional processing theory): 공포를 위험으로부터 도피 혹은 회피하기 위한 일종의 청사진인 인지적 구조화로 정의하는 불안장애 이론

정신건강평가조례(mental health parity): 정신질환과 신체질환을 의료보험으로 보장하는 방법을 공평하게 하려고 시도한 정책

정신과 의사(psychiatrist): 정신병 및 정서적 문제의 진단과 치료를 전문으로 하는 의사

정신장애의 진단 및 통계 편람 제4판 개정판(DSM-IV-TR): 정신건강 전문가가 정신장애를 진단하기 위해 사용하는 매뉴얼

조절(accommodation): 사람들이 장애를 극복하고 일을 할 수 있도록 돕는 변화

주의력결핍 과잉행동장애(attention-deficit hyperactivity disorder: ADHD): 짧은 주의 지속시간, 과도한 활동성 혹은 충동적 행동의 특징을 가진 장애

지정의료기관(preferred provider organization: PPO): PPO와 계약을 맺은 공급자의 연계망에서 선택할 수 있는 관리의료의 유형

지지집단(support group): 정서적 지지, 실용적인 조언, 때때로 교육적 자원을 함께 공유하는 공통의 문제를 가진 사람의 집단

집단치료(group therapy): 특정한 치료 목표를 가지고 작업하는 치료자와 유사한 정서 혹은 행동 문제를 가지고 있는 여러 사람이 함께 참여하는 치료

최소제한환경(least restrictive environment): 장애를 가진 학생의 욕구에 부합되는 동시에 최대한 장애가 없는 동료와 함께 교육받을 수 있도록 허용된 장면

축색(axon): 신경세포에서 뻗어 나온 가지

코르티솔(cortisol): 스트레스의 다양한 생리 효과에 대한 반응으로 부신선

에서 방출되는 호르몬

특정공포증(specific phobia): 특정 동물, 대상, 활동, 상황 그리고 어떤 실제적인 위협에 전혀 부합되지 않는 것에 집중된 강렬한 공포가 특징인 불안장애

틱(tic): 갑작스럽고 빠르며 반복적인 운동 혹은 음성

파괴적 행동장애(disruptive behavior disorder): 예를 들어, 주의력결핍 과잉행동장애, 품행장애 혹은 적대적 반항장애와 같이 매우 다루기 힘든 행동을 보이는 장애

편도체(amygdala): 공포 반응에서 중심적 역할을 담당하는 뇌구조물

폐혈성 인두염(strep throat): 연쇄상구균 박테리아에 의한 인후 감염. 목 부위의 인후염, 고열, 림프결절 부종이 특징

품행장애(conduct disorder): 규칙을 따르고 사회적 규준에 순응하는 데 반복적이고 지속적으로 극단적인 어려움이 있는 특징을 가진 장애

학습장애(learning disorder): 읽기나 쓰기 혹은 수학 기술이 필요한 학교생활이나 일상생활을 수행하는 데 부정적 영향을 미치는 장애

항우울제(antidepressant): 우울을 예방하고 경감시키기 위해 사용하는 약물

해마(hippocampus): 감정, 학습, 기억을 담당하는 뇌조직

행동 억제(behavioral inhibition): 갓난아기처럼 성마르고 유아처럼 두려워하며 학령기 아동처럼 부끄러워하고 경계하는 개인의 기질 유형

관련 도서와 전문기관

더 읽을거리

〈국내 도서〉

권준수 역(2007). 정신분열병: A to Z. (Jeffrey A Lieberman 외 공저). 군자출판사.

김명자(2007). 단무지 여섯 쪽(정신분열병 환우 수기집). 군자출판사.

김진(1997). 정신분열증에 대해 나누고 싶은 이야기. 뜨인돌출판사.

김채원(2006). 정신분열증. 중앙문화진수출판사.

김철권(2000). 정신분열병을 극복하는 방법. 하나의학사.

대한정신분열병학회(2006). 정신분열병 바로 알기. 군자출판사.

박묵희(2004). 청소년 정신병 약 없는 정면돌파. 의학문학사.

오병훈(1996). 알기쉽게 보는 정신분열병. 중앙문화사.

원호택(2000). 정신분열증(이상심리학 시리즈 10). 학지사.

이성동(2008). 정신분열병을 어떻게 극복할 것인가. 하나의학사.

최명기(2007). 정신분열증을 대처하는 방법. 하나의학사.

〈외국 도서〉

Chovil, Ian. The Experience of Schizophrenia. www.chovil.com

Deveson, Anne (1991). *Tell Me I'm Here: One Family's Experience of Schizophrenia*. New York: Penguin Books.

Neugeboren, Jay (1999). *Transforming Madness: New Lives for People Living with Mental Illness*. New York: William Morrow and Company.

Torrey, E. Fuller (2001). *Surviving Schizophrenia: A Manual for Families, Consumers, and Providers*. Fourth edition. New York: Quill.

Wechsler, James A. (1983). *In a Darkness*. New York: Irvington Publishers.

Woolis, Rebecca (1992). *When Someone You Love Has a Mental Illness: A Handbook for Family, Friends, and Caregivers*. New York: Jeremy Tarcher/Perigee.

정신분열병 전문기관

〈국내 기관〉

- 대한소아청소년정신의학회 www.kacap.or.kr

소아 · 청소년의 정신건강을 증진시키고 정신장애의 예방과 치료에 힘쓰는 전문가의 모임으로, 소아 · 청소년 정신의학 정보와 전국에 위치한 소아 · 청소년 정신과를 검색할 수 있다.

- 중앙정신보건사업지원단(CMHSC) cmhsc.or.kr

효과적인 정신보건사업을 수행하기 위하여 보건복지부에 의해 설치 · 운영되고 있는 기관으로, 정신분열병을 포함한 아동 · 청소년 정신질환에 대한 지역 서비스와 관련 기관에 대한 집중적이며 전문적인 지원을 다른 정신보건사업과 함께 제공하고 있다. 1577-0199를 통해 정신건강 상담을 받을 수 있으며, 전국 정신보건기관에 대한 정보를 탐색할 수 있다.

● 서울시정신보건네트 www.seoulmind.net

서울시 정신보건사업 홈페이지로 서울시의 정신보건재활 서비스 정보, 지역사회정신보건센터 정보, 자가 진단 등에 대한 정보를 제공하고 있다.

● 경기도정신보건사업 www.mentalhealth.or.kr

경기도 각 지역의 정신보건사업에 대한 자료 분석 및 정책 평가를 담당하고 있으며, 아주대학교 산학협력단이 위탁 운영하고 있다. 사업의 일부로 소아 · 청소년 TFT를 구성하여 사업 모델을 개발하고 구체적인 사업 수행 방안을 제시하고 있다.

● 태화샘솟는집 www.fountainhouse.or.kr

1986년 설립된 국내 최초의 정신장애인 사회복귀시설로, 미국의 지역사회재활 프로그램인 클럽하우스 모델을 활용하여 정신장애인에 대한 현실적이며 적극적인 프로그램을 회원 중심으로 운영하고 있다. 전국에 있는 클럽하우스의 홈페이지 주소와 사회복귀시설에 대한 정보를 함께 제공하고 있다.

● 한국사회복귀시설협회 www.kpr.or.kr

정신장애인의 사회복귀와 재활을 돕는 사회복귀시설들의 협의체로서, 정신보건법 연구 및 사회복귀시설의 정책 제안과 편견 극복 및 권익옹호 활동, 정책 개발, 학술사업 등을 펼치고 있다. 전국에 분포해 있는 사회복귀시설에 대한 정보를 탐색할 수 있다.

〈외국 기관〉

- American Academy of Child and Adolescent Psychiatry
  www.aacap.org
- American Academy of Pediatrics　www.aap.org
- American Association of Suicidology　www.suicidology.org
- American Foundation for Suicide Prevention　www.afsp.org
- American Psychiatric Association　www.psych.org
- American Psychological Association　www.apa.org
- Bazelon Center for Mental Health Law　www.bazelon.org
- Boston University Center for Psychiatric Rehabilitation
  www.bu.edu/cpr
- Gould Farm　www.gouldfarm.org
- Institute for Recovery and Community Integration
  www.mhasp.org/mhrecovery/index.html
- SECAG　www.ssw.umich.edu/sed/
- National Alliance on Mental Illness (NAMI)　www.nami.org
- National Association of State Mental Health Directors
  www.nasmhpd.org
- National Dissemination Center for Children with Disabilities
  www.nichcy.org
- National Empowerment Center (NEC), Inc.　www.power2u.org
- National Institute of Mental Health　www.nimh.nih.gov
- National Mental Health Association (NMHA)　www.nmha.org
- National Mental Health Consumers' Self-Help Clearinghouse
  www.mhselfhelp.org/program.html
- National Mental Health Information Center　www.mentalhealth.org

- National Schizophrenia Foundation www.NSFoundation.org
- Recovery,Inc. www.recovery-inc.com/meetings.htm
- Schizophrenics Anonymous www.uspra.org
- The Village Integrated Service Agency www.village-isa.org
- Vinfen Corporation www.vinfen.org
- WestBridge Community Services
- Windhorse Community Services, Inc.
- Windhorse Associates, Inc. www.windhorseassociates.org

참고문헌

Allness, Deborah. "Client-centered comprehensive assessment and individual treatment planning in Assertive Community Treatment." Unpaginated, no date. Report prepared by NAMI, the National Association of State Mental Health Directors (NASMHD), and Substance Abuse and Mental Health Services Administration (SAMHSA), U.S. Department of Health and Human Services. www.nasmhpd.org/general_files/publications/tta_pubs/NAMI/PACTGuide.doc. Accessed 11/16/04.

American Academy of Child and Adolescent Psychiatry. "Schizophrenia in children." www.aacap.org/publications/factsfam/schizp.htm. Accessed 8/30/04.

American Psychiatric Association (1994). *Diagnostic and Statistical Manual of Mental Disorders* (4th ed.). Washington, DC: American Psychiatric Association.

Arieti, Silvano (1974). *The Interpretation of Schizophrenia* (2th ed.). New

York: Basic Books.

Bateson Gregory, Don D. Jackson, Jay Haley, & John Weakland (1956). Toward a theory of schizophrenia. *Behavioral Science, 1*, 251-264.

_______ (1963). A note on the double bind family process. *Family Process, 2*, 154-161.

Bezchlibnyk-Butler, K. Z., & J. J. Jeffries (Eds.). *Clinical Handbook of Psychotropic Drugs* (12th ed.). Seattle, WA: Hogrefe and Huber.

Bender, Eve (November 19, 2004). Variety of factors keeping people from MH care. *Psychiatric News 39*, 6. http://pn.psychiatryonline.org/cgi/content/full/39/22/6. Accused 11/30/04.

Bottoms, Greg (2000). *Angelhead: My Brother's Descent into Madness.* New York: Crown Publishers.

Bustillo, J. R., J. Lauriello, & S. J. Keith (1999). Schizophrenia: Improving outcome. *Harvard Review of Psychiatry, 6*, 229-240.

Chovil, Ian. "The experience of schizophrenia." www.chovil.com Accessed 11/8/04.

Deveson, Anne (1991). *Tell Me I'm Here: One Family's Experience of Schi-zophrenia.* New York: Penguin Books.

Drugs vs. talk therapy: 3,079 readers rate their care for depression and anxiety. *Consumer Reports 69* (October 2004): 22-29.

Evans, Dwight L., Edna B. Foa, Raquel E. Gur, Herbert Hendin, Charles P. O'Brien, Martin E. P. Seligman, & B. Timothy Walsh (2005). *Treating and Preventing Adolescent Mental Disorders: What We Know and What We Don't Know—A Research Agenda for Improving the Mental Health of Our Youth.* New York: Oxford University Press with the Annenberg Foundation Trust at Sunnylands and the Annenberg Public Policy Center at the University of Pennsylvania.

Frith, Christopher, & Eve Johnstone (2003). *Schizophrenia: A Very Short Introduction.* Oxford, UK: Oxford University Press.

Fromm-Reichmann, Frieda (1959). Notes on the development of treatment of schizophrenia by psychoanalytic psychotherapy. In *Psychoanalysis and Psychotherapy: Selected Papers.* Chicago: University of Chicago Press.

Gilman, Charlotte Perkins (1973). *The Yellow Wallpaper.* New York: The Feminist Press.

"Green, Hannah" (Greenberg, Joanne) (1964). *I Never Promised You a Rose Garden.* New York: Signet/New American Library.

Johnson, Ann Braden (1990). *Out of Bedlam: The Truth About Dein-stitutionalization.* New York: Basic Books.

"Jump Start Initiative." Recovery & Rehabilitation 2003; vol. 2, no. 4. www.bu.edu/cpr/rr/jumpstart/rr-jumpstart.html. Accessed 11/23/04.

Kaplan, Harold I., & Benjamin J. Sadock (1998). *Synopsis of psychiatry* (8th ed.). Baltimore: Lippincott Williams and Wilkins.

Keltner, N. L., & D. G. Folks (1997). *Psychotropic Drugs* (2th ed.). St. Louis, MO: Mosby.

Leff, Julian (2001). *The Unbalanced Mind.* New York: Columbia University Press.

Lehman, A. F., et al. (2003). Evidence-based treatment for schizophrenia. *Psychiatric Clinics of North America, 26,* 939-954. [abstract]

Mental Health: A Report of the Surgeon General. www.surgeongeneral.gov/library/mentalhealth/home.htlm. Accessed 11/19/04.

Moorman, Margaret (1992). *My Sister's Keeper: Learning to Cope with a Sibling's Mental Illness.* New York: Penguin Books.

Moran, Mark (November 19, 2004). Schizophrenia treatment should focus on recovery, not just symptoms. *Psychiatric News, 39,* 24. http://ps.psychiatryoline.org/cgi/content/full/39/22/04. Accessed 11/ 30/04.

Mowbray, Carol (2000). Rehab rounds: The Michigan supported education program. *Psychiatric Services, 51,* 1355-1357. http://ps.psychiatryonline.org/cgi/content/full/51/11/1355. Accessed 12/2/04.

Nasar, Sylvia (1998). *A beautiful Mind.* New York: Simon and Schuster.

National Alliance on Mental Illness. "Early onset schizophrenia; Medicaid basics; about NAMI." www.nami.org. Accessed 8/30/04.

National Institute of Mental Health. "Schizophrenia." www.nimh.nih.gov/publicat/schizoph/cfm. Accessed 8/30/04.

Neugeboren, Jay (1997). *Imagining Robert: My Brother, Madness, and Survival.* New York: William Morrow and Company.

_______ (1999). *Transforming Madness: New Lives for People Living with Mental Illness.* New York: William Morrow and Company.

Physicians' Desk Reference (58th ed.) (2004). Montvale, NJ: Thomson PDR.

Shapiro, Sue A. (1981). *Contemporary Theories of Schizophrenia: Review and Synthesis.* New York: McGraw-Hill.

Simon, Clea (1997). *Mad House: Growing Up in the Shadow of Mentally Ill Siblings.* New York: Doubleday.

Swados, Elizabeth (1991). *The Four of Us: A Family Memoir.* New York: Farrar, Straus and Giroux.

Temes, Roberta (2002). *Getting Your Life Back Together When You Have Schizophrenia.* Oakland, CA: New Harbinger Publications.

Torrey, E. Fuller (2001). *Surviving Schizophrenia: A Manual for Families, Consumers, and Providers* (4th ed.). New York: Quill.

Tsuang Ming T., & Stephen V. Faraone (1997). *Schizophrenia: The facts*

(2th ed.). Oxford, UK: Oxford University Press.

Vonnegut, Mark (1976). *The Eden Express.* New York: Bantam Books.

Wechsler, James A. (1983). *In a Darkness.* New York: Irvington Publishers.

Woolis, Rebecca (1992). *When Someone You Love Has a Mental Illness: A Handbook for Family, Friends, and Caregivers.* New York: Jeremy Teacher/Perigee.

Wyden, Peter (1998). *Conquering Schizophrenia: A Father, His Son, and a Medical Breakthrough.* New York: Alfred A. Knopf.

찾아보기

ADHD 140
DSM-IV 36, 37

ㄱ

각성제 59
강박관념 28
공존 질환 36
관리의료 91
급성 삽화 125
기질 156

ㄴ

노르에피네프린 43
뉴런 41

ㄷ

대인관계 심리치료 79
도파민 42
도파민 가설 75
도파민 수용기 42, 74

ㅁ

망상 24, 25, 26
물질남용 35, 57, 63, 103, 112, 115, 128, 166

ㅂ

반향언어 39
부인 109
부작용 58, 70, 75, 76, 77, 109, 142
불면증 61, 97
불안 31, 32, 58, 60, 75, 99, 132
불안장애 16
비전형 항정신병 약물 73, 75, 76, 84, 97, 155

ㅅ

사회기술훈련 80, 81, 82, 99
삽화 16, 21, 24, 44
섭식장애 16
세로토닌 42, 43, 74, 75
수용기 41, 42
시냅스 41
신경전달물질 41, 42

ㅇ

언어 내용의 빈곤 29
언어 빈곤 29
오명 102, 126
우울 31, 58, 62, 75, 126
우울증 40, 42, 79, 80, 91
위험 요인 62, 156
유병률 17
이중 구속 47
인지행동치료 81, 82, 99
임상심리학자 70, 141

ㅈ

자살 위험 62
전기경련 치료 79
전통적 항정신병 약물 73
전형 항정신병 약물 73
정신건강평가조례 85
정신과 의사 35, 70, 71, 77, 89, 109, 141
정신증적 삽화 25, 31, 34, 54, 69, 113, 157, 158
조건화 80
조발성 치매 21
조증 40
조증 삽화 62
주의력결핍 과잉행동장애 35, 140
지지집단 71, 96, 126, 146
질병불각증 109
집단치료 81

ㅊ

추후진료 109
출생 계절 효과 22, 46

ㅌ

토큰경제 80
티로신 수산화효소 43

ㅍ

품행장애 35

ㅎ

학교심리학자 139
항불안제 78
항우울제 78
해리성 정체감 장애 21
환각 24, 27
환각제 59
환시 28
환청 27, 45
환후 28

저자 소개

Raquel E. Gur, M. D., Ph. D.

구르 박사는 필라델피아에 있는 펜실베이니아 대학교 정신과, 신경과 및 방사선과 교수이자 신경정신과와 정신분열병 연구센터의 책임자로 활동하고 있다. 그녀는 주로 정신분열병의 뇌기능에 관한 분야에 관심을 가지고 연구하고 있다.

Ann Braden Johnson, Ph. D.

존슨 박사는 의학전문 작가로서 의학 잡지에 기사를 기고하거나 환자를 위한 교육 자료를 만드는 일을 하고 있다. 그녀는 훈련을 받은 심리치료사로서 25년 동안 정신 건강 프로그램을 고안하고 적용하는 일을 해 왔다. 또한 『정신병원으로부터 탈출: 탈수용화에 관한 진실(*Out ot Bedlam: The Truth about De-institutionalization*)』의 저자이기도 하다.

역자 소개

신정원

중앙대학교 심리학과에서 임상심리학 전공으로 박사과정을 밟았으며, 현재 강원대학교, 중앙대학교, 춘천교육대학교에 출강하고 있다. 임상심리전문가와 정신보건임상심리사 1급, 중독심리전문가 자격을 보유하고 있으며, 아동 및 청소년기의 부적응 문제에 대한 평가 및 연구에 관심을 가지고 이러한 문제의 해결책으로 낙관주의를 포함한 긍정심리학적 접근에 초점을 맞추고 있다.

현명호

중앙대학교 심리학과에서 임상심리학 전공으로 박사학위를 받았다. 우석대학교 심리학과 교수를 지냈으며, 2001년부터 현재까지 중앙대학교 심리학과 교수로 재직 중이다. 임상심리전문가와 건강심리전문가 및 정신보건임상심리사 1급 자격을 보유하고 있다. 한국임상심리학회와 한국건강심리학회 편집위원장을 역임하였고 현재는 한국임상심리학회 회장으로 활동하고 있다. 주로 청소년의 섭식장애와 폭력 그리고 중독 문제에 관심을 가지고 있으며, 최근에는 용서 개념을 중심으로 이러한 문제에 접근하고 있다.

청소년 **정신건강** 시리즈

망상과 환상 속에서 사는 아이들
－정신분열병－
If Your Adolescent Has Schizophrenia

2010년 8월 25일 1판 1쇄 인쇄
2010년 8월 30일 1판 1쇄 발행

지은이 • Raquel E. Gur · Ann Braden Johnson
옮긴이 • 신정원 · 현명호
펴낸이 • 김진환
펴낸곳 • (주) 학지사
121-837 서울특별시 마포구 서교동 352-29 마인드월드빌딩 5층
대표전화 • 02)330-5114 팩스 • 02)324-2345
등록번호 • 제313-2006-000265호

홈페이지 • http://www.hakjisa.co.kr
커뮤니티 • http://cafe.naver.com/hakjisa

ISBN 978-89-6330-284-3 94180
978-89-6330-281-2(set)

정가 12,000원